Brodde · Ratschläge für den Akupunkteur

D1704325

AUGUST BRODDE

Ratschläge
für den
Akupunkteur

3., neu überarbeitete und erweiterte Auflage

RICHARD PFLAUM VERLAG KG MÜNCHEN

CIP-Kurztitelaufnahme der Deutschen Bibliothek

Brodde, August
Ratschläge für den Akupunkteur. – 3., neu überarb. u. erw. Aufl. –
München: Pflaum, 1976
ISBN 3-7905-0256-1

ISBN 3-7905-0256-1
Copyright 1976 by Richard Pflaum Verlag KG, München

Satz: Kaiser & Kehl, München
Druck: Richard Pflaum Verlag KG, München

Inhaltsverzeichnis

Vorwort zur dritten Auflage

Mit der ersten Auflage dieser Schrift im Jahre 1955 wurde keineswegs das Ziel verfolgt, die Reihe von Lehrbüchern zu erweitern. Es wurde vielmehr der Versuch gemacht, auf klassische Methoden der Akupunktur hinzuweisen, die in den damaligen deutschen Lehrbüchern nicht oder nur andeutungsweise dargestellt waren. Viele Leser haben das dankbar aufgenommen und eine zweite Auflage im Jahre 1963 erforderlich erscheinen lassen, die auch schon lange vergriffen ist. Inzwischen ist die Situation auf dem Büchermarkt eine ganz andere: Eine Vielzahl neuerer und neuester Veröffentlichungen sorgen für umfassende Information, und es gibt wohl nur noch wenig in der klassischen Akupunktur, das nicht nachzulesen wäre. Damit wäre an sich meine kleine Schrift obsolet geworden. Jedoch tritt nun ein anderes Problem auf: Die Vielfalt moderner Bücher bringt eine gewisse Verwirrung in die Ausübung der Akupunktur. Die energetische klassische Kunst wird nur von wenigen gelehrt, im Vordergrund steht die Information über Stichtechniken und Punktkombinationen für und gegen gewisse Zustände oder Leiden. Das verführt mehr und mehr zur kritiklosen Anwendung und zur Verflachung von Lehre, Ausübung und Erfolg. Aber auch diese Situation ist klassisch, lesen wir doch schon im NEI KING aus vielen Jahrhunderten vor unserer Zeitrechnung im zweiten Buche »Ling Tchrou«, das auch »Ling Kü King« genannt wird und in der vorzüglichen Übersetzung von Kiang Ching-Lien, herausgegeben von Claus C. Schnorrenberger unter dem Titel „Klassische Akupunktur Chinas" (Hippokrates-Verlag) vorliegt, im 48. Kapitel:

„Die meisten Menschen möchten nämlich nicht viel studieren, sondern am liebsten ohne große Mühe zu Erfolg und Ansehen kommen. Auch wollen sie ihr Können und ihre Kraft nicht in den Dienst der Allgemeinheit stellen. (Sondern sich nur bereichern. Der Verf.) Derartigen Leuten sollte man über die Kunst des Nadelstechens grundsätzlich nichts verraten".

Und, im gleichen Kapitel, wenig später:

„Es gibt aber sehr viele einfache Menschen, die gar keine Lust haben, schwierige Zusammenhänge kennenzulernen. Vielen fehlt es an der nötigen Bildung, um komplizierte Fragen überhaupt zu verstehen. Solche Menschen können nur einfache Probleme lösen, zu denen kein langer Weg der Vorbereitung nötig ist. Sie wollen immer alles so schnell wie möglich lernen."

Das war also so, ist auch heute noch so und wird immer so bleiben.

Und hier liegt auch der Grund, warum ich mich auf Bitten vieler Freunde zur Neubearbeitung meiner kleinen Schrift entschlossen habe. Sie soll den Akupunkteur daran erinnern, vor dem Stechen wenigstens den Versuch zu machen, auch als Akupunkteur zu denken und nicht nur aus Rezeptsammlungen Punkte herauszusuchen.

Deshalb habe ich über die bekannten Angaben der alten „Ratschläge für den Akupunkteur" hinaus noch drei Kapitel erarbeitet und hinzugefügt:
– Grundlagen der energetischen klassischen Akupunktur.
– Meridiangruppierung „Drei Yang – Drei Yin".
– Die Lehre von den fünf Wandelzuständen (Fünf-Elemente-Lehre).

Ich danke all denen, die meine bescheidenen Bemühungen in den beiden ersten Auflagen für so bemerkenswert hielten, daß sie mich bestimmen konnten, das Büchlein nicht „einschlafen" zu lassen. Besonderer Dank gebührt auch dem Richard Pflaum Verlag, daß er das verlegerische Risiko auf sich nimmt, eine so kleine Schrift neu aufzulegen. Möge sie ihren Zweck erreichen zum Nutzen der vielen, die heute bei der Akupunktur Hilfe suchen.

5870 Hemer im Herbst 1976   Der Verfasser

I. GRUNDLAGEN DER ENERGETISCHEN KLASSISCHEN AKUPUNKTUR

> Waffen wurden gemacht, um zu töten,
> die kleine Nadel des Akupunkteurs
> dagegen, um das Leben zu retten . . . .
>
> In falschen Händen aber wird auch die
> Akupunkturnadel zur gefährlichen
> Waffe und kann wie der Degen töten.
> (Nei-tsing Kapitel 60)

Diese klassische Antwort des Leibarztes KHI PO an den sagenhaften „gelben Kaiser" HOANG TI auf dessen Fragen nach dem Wesen der Akupunktur aus dem 3. vorchristlichen Jahrtausend ist ein immer noch aktuelles Motto, dem Akupunktur-Beflissenen mit auf den Weg zu geben. Zu oft sieht man den flüchtig Orientierten unbekümmert am Menschen tätig werden und seine Mißerfolge der Methode anlasten. Das Denken vor das Stechen zu setzen, soll Anliegen dieser Ausführungen sein.

Das Wort AKUPUNKTUR ist eine künstliche Neubildung einer französischen Jesuitenmission, die im XVII. Jahrhundert in Peking Bekanntschaft mit der Nadelheilkunde machte, und zusammengesetzt aus acus = das Spitze, die Nadel und punctura = der Stich. Diese Bezeichnung hat sich bis auf den heutigen Tag gehalten für das chinesische
Tchenn Tsiou Fa (Methode der Nadeln und Moxa),
in der Umgangssprache auch
Tchra tchenn genannt (in etwa „die Nadel handhaben, mit der Nadel umgehen").
Man kann auf mehrere Arten akupunktieren:
1. Durch bloßes Anstechen schmerzhafter Punkte. Diese primitive Methode mag ursprünglicher Ausgangspunkt der Akupunkturerfahrung sein und kann in gelegentlichen, akuten Schmerzsituationen nützen. Mit Überlegungen zur Störfeldtheorie wird sie zur »akupunktierenden Neuraltherapie«.
2. Durch Stechen nach festen Regeln: Zu dieser Krankheit ist jene Punktkombination zu wählen. Hier stehen wir der eigentlichen Tchenn-Tsiou-Fa schon näher. Das Handeln ist »akupunkturspezifischer«. Zu allen Zeiten hat es das Bedürfnis nach dem rasch (und daher weniger gründlich) ausgebildeten Akupunkteur der »täglichen Praxis« gegeben, der in ausreichender Anzahl vorhanden war und die Versorgung der Bevölkerung in erster Stelle sicherstellte. Heute als »barfüßiger Arzt« an den landwirtschaftlichen Schulen ausgebildet kennt er eines der zahlreichen »Tchenn-Tsiou-Bücher« (in englischer Transskription der chinesischen Lautwerte

auch »Zhen Jiu« zu lesen). Was sein Kollege aus den Urzeiten der Akupunktur bereits ausführlichst im Iu-Long-Fu lernte: Dieser »Gesang des grünen Jadedrachens« brachte in rhythmischer Versform therapeutische Vorschriften und ist u.a. im Ta-Tchreng im II. – III. Jahrhundert n. Chr., also vor der RANN-Dynastie, veröffentlicht.

3. Durch Auswahl der anzustechenden Akupunkturpunkte nicht nur nach Symptomen, sondern auch nach Überlegungen über den Zustand der »Lebensenergie« des Patienten und ihre Verteilung in den verschiedenen »Meridianen«; eine hohe Kunst, die seit dem grauen Altertum bis in die Neuzeit die besten Akupunkturärzte des asiatischen Raumes bewegte.

Wenn wir durch unsere Ausführungen versuchen, den Leser auf diese 3. Art Akupunktur, auf den Weg der theoretischen Perfektion hinzulenken, so sind wir uns voll darüber im klaren, daß der Druck der täglichen Praxis ihn auf die Routine-Therapie, wie oben unter 2. beschrieben, zurückwerfen wird . . . , aber er sollte doch ggf. im Stande sein, im Rahmen und in den Kategorien der klassischen Akupunkturlehre zu denken und von hierher sein Tun zu durchschauen.

Diese erwähnten »drei Arten der Akupunktur« sind ein aus ältesten Zeiten bis in die Neuzeit hinein persistierendes Faktum und wurden schon im So-Ouenn resp. Nei-King (Nei-Tsing) erwähnt und kehren in den Gesprächen des Gelben Kaisers mit seinem Leibarzt Khi-Po immer wieder z. B. (Chia-i-Ching).

Nei-King, Kapitel 1: »Der kleine Arbeiter sieht nur das Materielle, während der große Arbeiter das Nicht-Materielle (die Ursachen) beurteilen kann«.

Nei-King, Kapitel 3: »Der mittlere Arbeiter versteht nur, die Akupunkturregeln zu befolgen, aber der große Arbeiter weiß Völle und Leere von Energie und Blut zu beobachten und zu beurteilen . . .

So sieht man sie auch heute noch:

– Den »kleinen Arbeiter«, der lediglich Schmerzpunkte sucht und ansticht (»man sollte vorsichtshalber noch Novocain dazu spritzen, damit es besser wirkt«).

– Den »mittleren Arbeiter«, der in einer Reihe von Kursen eine solide Punktkenntnis erworben hat, diese nach Symptomen und Syndromen ordnen und anwenden kann und damit viel Gutes tut. Ein Akupunkteur der täglichen Praxis, dem aber letztlich manche Einsicht verschlossen bleibt.

– (Gelegentlich) den »großen Arbeiter«, der nach den Vorstellungen der Kunst dem Walten von Yang und Yin nachspürt; Qualität, Quantität und Verhalten der »Lebensenergie« eruiert und daraus die Konsequenzen zieht im Einklang mit den klassischen Regeln, die als überlieferte

Summe vieltausendjähriger Erfahrung den Umgang mit der Krankheit innerhalb der Natur, in der sie sich darstellt und vollzieht, gestatten. Er ist nicht nur Könner (wie meist der »mittlere«), sondern auch Sucher. Dem Denken des »großen Arbeiters« wollen wir uns hier nähern. Es ist schon in vorschristlichen Jahrtausenden dargestellt worden. Unter dem sagenhaften »Gelben Kaiser« Huang-Ti schrieben sein Leibarzt Khi-Po und die Akupunktur-Meister Lei-Kong, Tong-Tsiunn, Iu-Fou und Chao-Iu die Werke

So-Ouenn (Fragen auf weißer Seide) und
Ling-Tchrou (Achse des Nicht-Materiellen), *)

welche beide Werke zusammen das

Nei-King (oder auch Nei-tsing) bildeten. (Regeln des Inneren).

Immer wieder von allen prominenten späteren Meistern zitiert, erläutert, vervollständigt, verändert, prägt doch heute noch dieses Werk, das G.S. de Morant in die Zeit von 2697 bis 2596 v. Chr. placiert, allen Veröffentlichungen über klassische Akupunktur seinen Stempel der Wahrheit auf. Die Veränderungen der Jahrhunderte und auch »kleine Kulturrevolutionen« haben es mit sich gebracht, daß man heute das So-Ouenn als selbständiges Werk zitiert, während man unter dem Nei-King das ursprüngliche Ling-Tchrou*) versteht.

Auch im Folgenden werden wir uns an die klassischen Vorstellungen dieser Werke halten; jedoch nicht im philologischen Sinne. Übersetzungen werden nur spärlich zitiert. Die Wiedergabe der vollständigen Texte wäre nicht nur zu umfangreich, sondern auch verwirrend und würde zum Durchschauen der Akupunkturlehre nur nach langem Studium beitragen. Es liegt eine englische Übersetzung des Nei-King resp. So-Ouenn des Hoang-Ti – (englisch transskribiert Hungdi Neiging Suwen) – von Ilza Veith vor unter dem Titel »The Yellow Emperors' Classic of Internal Disease«, herausgegeben von Williams und Wilkins, Baltimore. Ebenso eine Reihe wortgetreuer Auszüge in französischer Sprache im »Traité de Médecine Chinoise« von Dr. A. Chamfrault, erschienen bei Editions Coquemard, Angoulême.

Hier soll dargestellt werden, was ich von diesen Dingen verstanden, verarbeitet und verifiziert habe, und dieses möglichst kompakt in Denkbildern, die unserer Vorstellungswelt nahestehen. Dabei will ich nicht verfehlen, posthum unserem französischen Kollegen Jacques Martin-Hartz an dieser Stelle zu danken, dessen Quellenbesitz und sinologische Kenntnisse mir sehr geholfen haben.

---

*) In deutscher Übersetzung als KLASSISCHE AKUPUNKTUR CHINAS von Schnorrenberger und Kiang Ching-Lien im Hippokrates-Verlag erschienen.

11

Vorstellungen zum Krankheitsgeschehen.*)

Ein durchschauendes Verarbeiten der klassischen Akupunkturlehre läßt das Bild entstehen, daß bei jeder Akupunkturbehandlung zu unterscheiden ist zwischen der Beeinflussung der »Wurzel« der Krankheit und ihren »Zweigen«. Ein Bild, nach dem sich J.-E.-H. Niboyet so meisterhaft in seinem »Essai sur l'Acupuncture Chinoise Pratique« gerichtet hat. Dabei wird die Krankheit gewissermaßen mit einer Pflanze verglichen:

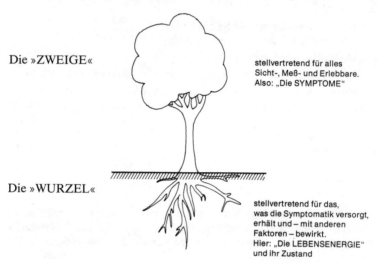

Die »ZWEIGE«
                                        stellvertretend für alles
                                        Sicht-, Meß- und Erlebbare.
                                        Also: „Die SYMPTOME"

Die »WURZEL«
                                        stellvertretend für das,
                                        was die Symptomatik versorgt,
                                        erhält und – mit anderen
                                        Faktoren – bewirkt.
                                        Hier: „Die LEBENSENERGIE"
                                        und ihr Zustand

Das Bild selbst bedarf keiner näheren Erläuterung. In praxi wird die Arbeit des Akupunkteurs an den Zweigen – an den Symptomen – durch die Kenntnis von den Wirk-Eigenschaften der Akupunkturpunkte bedingt, welche durch Symptomverzeichnisse mit vorgeschlagenen Punktkombinationen, meist nach Krankheitsnamen geordnet, kompendiös gesammelt in den meisten Werken vorliegt. Im Nachstehenden soll daher ausschließlich der Umgang mit der »Wurzel«, mit der »Lebensenergie« dargestellt werden. Hierzu müssen wir besprechen:

Die Lebensenergie und ihr Kreislauf.

Hier wird »Energie« nicht als physikalische Dimension angesehen, sondern schlicht und einfach als Äußerung einer Kraft. Diese Kraft, wo immer sie auch wirken möge, entsteht aus der Spannung zwischen zwei Antagonisten. Klas-

---

*) Allgemeingültiges Bild. Die speziellen Vorstellungen zu den Begriffen »Küt-Fong-Peï« gehören nicht hierher.

sisch-chinesisch wird der Inbegriff aller denkbaren Antagonisten den polaren Prinzipien **Yang** und **Yin** zugeordnet, die je nach dem Aspekt, unter dem man sie betrachtet, stets andere Formen annehmen unter Wahrung ihres So-seins: Beispielsweise:

YANG		YIN
positiv		negativ
männlich		weiblich
hell		dunkel
oben		unten
warm	u.s.w.	kalt

Wenn die Chinesen sagten, im Yang sei etwas Yin enthalten und im Yin etwas Yang, so ist das so zu verstehen, daß sich die Begriffe gegenseitig implizieren: Wenn jemand »hell« sagt, so wird die Bedeutung dieses Wortes nur bewußt, weil man weiß, daß es das Gegenteil von »dunkel« ist. Der eine Begriff schließt also den anderen ein, was graphisch versinnbildlicht wird in der sog. chinesischen Monade:

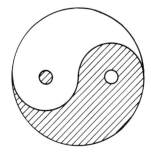

Der die Figur umspannende Kreis soll als Symbol des Unendlichen die All-gemeingültigkeit des Prinzips ausdrücken. Sein heller Flächenanteil versinn-bildlicht das YANG-Prinzip, der dunkle YIN. Zum Zeichen, daß YANG auch YIN impliziert, befindet sich in der hellen YANG-Fläche ein dunkler YIN-Punkt, ebenso wie in der dunklen YIN-Fläche ein heller YANG-Punkt an-deutet, daß der eine Begriff den anderen einschließt. Die YANG-YIN-Flächen sind voneinander nicht starr durch eine Gerade getrennt, sondern durch eine schwingende Linie, eine Wellenlinie, welche aussagt, daß zwischen beiden Prinzipien nicht Trennung, sondern vereinende Bewegung (des einen zum anderen) herrscht.

Die Energie TSRI – (bei englischen Autoren Qi zu lesen) – resultiert aus der YANG-YIN-Spannung. Wie z. B. der elektrische Strom aus der Spannung zwischen den Polen + und – entsteht; oder im freien Fall die Bewegung aus der Höhe YANG in die Tiefe YIN Energie darstellt; ebenso das Fließen eines Flusses von der Quelle YANG zur Mündung YIN. Beispiele, die beliebig zu erweitern sind. Im Fall der Lebensenergie, die uns hier interessiert, mag die folgende Graphik der Überlegung helfen:

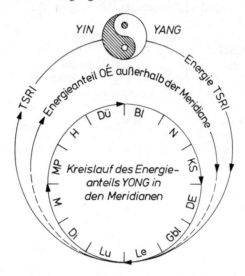

Foi-Hi schrieb schon im 3. vorchristl. Jahrtausend: »Das Universum ist die Schwingung der beiden Aktivitäten Yin und Yang und deren gegenseitige Abwechslung miteinander«. Was in der heutigen Zeit, die jeder Materie nicht nur Schwingung zubilligt, sondern auch die Grenzen zwischen Materie und Energie fließen läßt, gut verstanden werden sollte. So haben wir das Symbol für diesen Gedanken, die chinesische Monade, stellvertretend für die Quelle, aus der die Lebensenergie, – die uns hier beschäftigt – fließt, an den oberen Ausgangspunkt unserer Figur gesetzt. Es ist klassisch-chinesische Vorstellung, daß die im Menschen (oder überhaupt in der Natur) wirkende Energie »von Himmel und Erde« kommt. Das ist keine vage Aussage, sondern dahinter stehen solide Überlegungen: Der »Himmel« (das Oben) trägt zum Zustandekommen der Energie durch die Luft bei, mit der er uns umgibt. Von der »Erde« kommt die feste und flüssige Nahrung, die wir zu uns nehmen. In unsere Monade könnten wir also statt Yang=Luft schreiben und Yin= Nahrung*) setzen. Beide beinhalten ein ihnen eigentümliches Wirkprinzip,

---

*) Wenn – (nicht nur in der asiatischen Diätetik) – von YANG- und YIN-Nahrungsmitteln gesprochen wird, so ändert das nichts an der eindeutigen Yin-Herkunft der Nahrung, sondern will vielmehr besagen, daß das eine Nahrungsmittel im Endeffekt mehr Physisches bewirkt (z. B. zunehmen läßt oder Muskeln entwickelt) und somit Yin-Nahrung genannt wird, während ein anderes auch auf Nerven, Gemüt, Geist etc. Einfluß hat und daher Yang-Nahrung heißt. Vorstellungshilfe: Yin=Materie, Yang=Geist.

JING genannt, durch welches sie miteinander agieren können, wodurch die Energie TSRI entsteht. Zu diesem Zwecke müssen also das »Jing im Yang« (hier: das Wirkprinzip der Luft) und das »Jing im Yin« (hier: das Wirkprinzip der Nahrung) im Körper erschlossen werden und miteinander in Beziehung treten. Die Alten stellten sich das so vor: Die aufgenommene Nahrung wird im Magen vermischt und »gereift« und mit Hilfe von Milz (-Pankreas) transportfähig zersetzt. Im Dünndarm wird das »Edle vom Unedlen« geschieden, d. h. das »Jing« resorbiert und der Rest der Ausscheidung überantwortet. Die Lunge nimmt die Luft auf und verteilt deren »Jing« im Körper. Nun können »Jing der Luft« und »Jing der Nahrung« miteinander in Reaktion treten und die Lebensenergie »Tsri« erzeugen. Ein interessantes chinesisch-antikes Bild des Kata- und Metabolismus. Von der entstandenen Energie Tsri kreist ein YONG genannter Anteil in festen Bahnen, den sogenannten Meridianen, auf die wir noch zu sprechen kommen. Sie sollten als Energielinien aufgefaßt werden, in welchen sich Beziehungen zu Organen resp. ihren Funktionen reflektieren und von welchen aus eben diese Organe und Funktionen beeinflußt werden können. Zu letzterem Zwecke befinden sich auf diesen Meridianen fein differenzierte Punkte, deren Studium das wesentlichste praktische Anliegen der Akupunktur ist. In unserer Überlegungsfigur sind diese Meridiane als eigener Kreis eingezeichnet und im Sinne ihres Energiekreislaufes nacheinander bezeichnet mit

Lu für Lungenmeridian	N für Nieren-
MP für Milz-Pankreas-	Gbl für Gallenblase-
Bl für Blasen-	M für Magenmeridian
DE für Drei-Erwärmer	Dü für Dünndarm-
Di für Dickdarmmeridian	KS für Kreislauf-Sexus
H für Herz-	Le für Leber-

Ein nicht in den Meridianen zirkulierender, sondern außerhalb derselben im Körper anwesender und in dessen Oberfläche agierender Anteil der Energie Tsri ist die Verteidigungsenergie OE, deren Reserven, von Tsri gespeist, diffus im Körper verteilt sind, und die an der Körperoberfläche aktiv tätig wird in der Auseinandersetzung mit der Umwelt.
Wir setzen uns also als Akupunteur auseinander mit

der Energie TSRI, die aus dem Yang-Yin-Spannungsfeld entsteht und das Leben bewirkt,

mit ihrem Quantum YONG, welches in den Meridianen zirkuliert und die Organtätigkeit unterhält,

und mit ihrem Quantum OE, welches als Abwehrkraft im Körper präsent und an seinen Grenzen gegenüber der Umwelt tätig wird.

Die Meridiane
Chinesisch werden sie TSING genannt – (bei englischen Autoren mit ching transskripiert) –, was der Wiener Sinologe Johannes Litschauer mit

»Passage« übersetzt. Dieses Wort wird für den Philologen zweifellos die Bedeutung des entsprechenden chinesischen Zeichens optimal treffen und wird in dem originären, modern-chinesischen »Akupunktur und Moxibustion« (Richard Pflaum Verlag) konsequent an Stelle von »Meridian« gebraucht. Wenn wir hier an dem Wort »Meridian« festhalten, so nur deshalb, weil es sich so eingebürgert hat und eine anschauliche Bezeichnung dieser Linien ist, die zwischen Kopf und Fuß (den »Polen«) in 12 Variationen beschrieben werden. Wie oben schon gesagt, sollten sie als Energielinien verstanden werden, die nicht materialiter nachweisbaren Leitungen entsprechen, aber doch offenkundig existent sind. Mindestens die auf den Meridianen liegenden Akupunkturpunkte, welche ihren Lauf bestimmen, lassen sich durch elektrische Messung nachweisen.

Wenn man von Yang- und Yin-Meridianen spricht, so wird dadurch nicht zum Ausdruck gebracht, daß in ihnen die polaren Prinzipien Yang in »Yang-Meridianen« und Yin in »Yin-Meridianen« anwesend sind, sondern diese Klassifizierungen hängen vielmehr von der Topographie dieser Linien ab und von den Organen, denen sie zugeordnet werden. Ist Yang nicht nur »oben«, sondern auch »außen« und Yin nicht nur »unten«, sondern auch »innen«, so wird verständlich, daß Meridiane, die ihre Trasse an den Außenseiten der Beine und Arme haben, »Yang-Meridiane« sind, während die an den Innenseiten von Armen und Beinen verlaufenden Meridiane »Yin-Meridiane« sind. Den Yang-Meridianen zugeordnet sind die glattmuskeligen Hohlorgane, Magen, Dünndarm, Dickdarm, Gallenblase und Harnblase sowie ein eher funktionell zu verstehendes Organtätigkeitsprinzip, der sogenannte »Dreifache Erwärmer«.

Hierunter versteht man jenes Tätigkeitsprinzip, welches durch Atmung, Verdauung und Uro-Genital-Funktion den Wärmehaushalt bewirkt. Wenn in manchen Werken statt dessen »die drei Abteilungen der Leibeshöhle« gesagt wird, so wiederum nur aus philologischen Gründen, nicht den eigentlichen Sinn treffend. (Die »obere« Abteilung der Leibeshöhle, vom Zwerchfell betätigt, atmet nämlich, die »mittlere«, der Magen, ist Ausgangspunkt der Verdauung – nach klassisch-chinesischer Anschauung –, während die »untere« Abteilung »das Reine vom Unreinen, das Feste vom Flüssigen, das krafterzeugende Jing der Nahrung vom materiellen Rest« scheidet). Wir bleiben bei der Bezeichnung »*Dreifacher Erwärmer*« und verstehen darunter weniger ein Organ – für diese gibt es die anderen Meridiane – sondern eher ein Steuerungsprinzip für die Yang-Organe. Den Yin-Meridianen zugeordnet werden die Organe Lunge, Milz-Pankreas, Herz, Nieren, Leber und als sechstes wiederum ein Prinzip, der Meridian Kreislauf-Sexus, welcher durch Kreislauf des Blutes und hormonelle Steuerung das Tun der anderen fünf Yin-Organe regiert. Wörtlich übersetzt führt die chinesische Bezeichnung dieses Meridians zu dem Begriff »Herzbeutel« (der kein eigentliches Organ ist), andere übersetzen »Meister des Herzens«, was der Sache schon näher kommt. Ein Analysieren der Eigenschaften jener Punkte jedoch, die diesen

Meridian bestimmen, rechtfertigt voll die Bezeichnung »Kreislauf-Sexus«, womit wir den »Meister des Herzens« für unsere praktischen Zwecke verständlich benannt haben. Die Chinesen nannten diese Yin-Organe auch »Speicher-Organe« und schrieben ihnen die Aufgaben des Verteilens und Speicherns zu. Da sie aber andererseits die fünf außerleiblichen Kräfte Chenn, Roun, Pro, Tche, I beherbergen, nannte man sie auch »Schatz-Organe«. Übrigens war der Ausdruck »Organ« bei den alten Chinesen differenzierter als bei uns. Die eben erwähnten Speicher- und Schatz-Organe nannte man »die fünf Tsang« (wozu als sechster Yin-Meridian noch der Meridian Kreislauf-Sexus kommt); die sechs Yang-Organe nannte man »Werkstatt-Organe« oder »die sechs Fou«=Eingeweide. Hierzu die folgende Übersicht:

YANGgruppe Die 6 Fou (Eingeweide)	YINgruppe Die 5 Tsang (Organe)
Magen	Milz(-Pankreas)
Dünndarm	Herz
Dickdarm	Lunge
Blase	Nieren
Gallenblase	Leber
Dreifacher Erwärmer	zusätzlich gehört hierher
	»Kreislauf-Sexus«)

II. HERSTELLUNG
DES ENERGIEGLEICHGEWICHTES

Im Prinzip sind die anzuwendenden Techniken und Überlegungen in den z. Z. erhältlichen deutschen Büchern verläßlich dargestellt. Der Vollständigkeit halber sollen aber folgende Hinweise hinzugefügt werden, deren Anwendung die erzielten Erfolge deutlich verbessert.

A. Zur Technik der Nadelung

Wenn die Punkte, die durch Puls und Symptome verlangt werden, genau gefunden und angezeichnet sind, so wird es meist genügen, wenn man sie durch geraden Einstich mit den erforderlichen Nadeln besetzt. Besser als genügend wird es aber sein, noch zu berücksichtigen:

1. Richtung der Nadelspitze

Soll ein Meridian tonisiert werden, so erhöht man nach chinesischer Lehre die Wirkung des Nadelstiches in den Tonisierungs- oder Quellpunkt, wenn man ihn *mit dem Energiestrom* anwendet, während die bessere Sedation mit Nadelrichtung *gegen den Energiestrom* erzielt wird.

Im Falle der Tonisierung:
YANG-Meridiane an den oberen Extremitäten werden so angestochen, daß der Nadelkopf etwas gegen die Fingerspitzen geneigt wird und die Nadelspitze dadurch etwas zum Rumpf (proximal) zeigt.
INN-Meridiane werden tonisierend an den oberen Extremitäten so angestochen, daß der Nadelkopf etwas nach oben geneigt wird und dadurch die Spitze in Richtung auf die Fingerspitzen (distal) zeigt.
YANG-Meridiane an den unteren Extremitäten werden zum Tonisieren so angestochen, daß man die Nadelspitze etwas gegen die Zehenspitzen (distal) zeigen läßt.
INN-Meridiane an den unteren Extremitäten sticht man zum Tonisieren so, daß die Nadelspitze zum Stamm (proximal) zeigt.

Im Falle der Sedation:
YANG-Meridiane an den oberen Extremitäten sticht man mit Nadelspitzenrichtung zu den Fingerkuppen (distal).
INN-Meridiane an den oberen Extremitäten werden mit Nadelspitzenrichtung zum Körper gestochen (proximal).
YANG-Meridiane an den unteren Extremitäten werden dispersierend mit Richtung der Nadelspitze zum Körper (proximal) angestochen.
INN-Meridiane an den unteren Extremitäten steche man zu Sedation mit Nadelspitzenrichtung zu den Zehenkuppen (distal).
Noch wichtiger als die Richtung der Nadelspitze ist die allgemeine Befolgung folgender

2. Tonisierungs- und Sedationsmodi

Die Natur des verwendeten Metalls ist von weniger Belang als das Manipulieren der Nadel.

Man tonisiert, indem man
- am Ende des Exspiriums einsticht; evtl. Luft anhalten lassen;
- geringere Einstichtiefen wählt; nach Erzielen der Einstichreaktion Nadel zurückziehen;
- beim Einstechen die Nadel abschließend im Uhrzeigersinne dreht;
- durch langen Reiz; die Nadel bleibt etwa zwischen 5 und 20 Minuten liegen;
- die Nadel langsam herauszieht und abschließend auf die Einstichstelle drückt.

Man sediert, indem man
- während des Inspiriums einsticht;
- tiefe Einstichtiefen nimmt;
- beim Einstechen die Nadel abschließend im Sinne gegen den Uhrzeiger dreht;
- durch kurzen Reiz; die Nadel liegt zwischen 30 und 120 Sekunden;
- die Nadel schnell herauszieht und die Einstichstelle offen läßt.

3. Reihenfolge der Punkte

Es kommt oft genug vor, daß mehrere Punkte auf dem gleichen Meridian gestochen werden sollen. In einem solchen Falle ist es durchaus nicht ganz gleichgültig, in welcher Reihenfolge die ausgewählten Punkte zu besetzen sind. Soll durch den Vorgang als Endziel ein tonisierender Effekt erreicht werden, so ist mit zunehmender Punktordnung zu stechen, d. h., der Punkt, der auf dem Meridian die niedrigste Ordnungsnummer hat, wird zuerst angestochen, der Punkt mit der höchsten Ordnungsnummer zuletzt.

Beispiel: Es soll der Dickdarmmeridian tonisiert werden. Die gleichzeitig bestehenden Symptome lassen es angezeigt erscheinen, sowohl den Quellpunkt RO-KOU (4Di) als auch den TS'IOU-TCHRE (11Di), den Tonisierungspunkt, zu stechen. In diesem Falle wird also der RO-KOU zuerst mit zum Stamm zeigender Nadelspitze gestochen und danach der TS'IOU-TCHRE in gleicher Richtung. – Banal ausgedrückt »treibt« man auf diese Weise gewissermaßen den Energieimpuls »vor der Nadel her«.

Beabsichtigt der Therapeut dagegen einen sedativen Effekt, so sticht er mit abnehmender Punktordnung zuerst den Punkt, der auf dem jeweiligen Meridian die höchste Nummer hat und alsdann im Sinne abnehmender Ordnungsnummern.

Beispiel: Der Dickdarmmeridian soll gedämpft werden. Es sind Quellpunkt, die beiden Sedativpunkte und symptomatisch, der Anfangspunkt CHANG-IANG gewählt worden. Die Punktur wird durchgeführt in der Reihenfolge RO-KOU (4Di) – SANN-TSIENN (3Di) – EL-TSIENN (2Di) – CHANG-

IANG (1Di). – Die Richtung der Nadelspitze ist hier distal gerichtet. Bildhaft gesprochen »steckt man so vor den Energiestrom progressiv bremsende Pflöcke«.

4. Anwendung der Regeln

Im Falle der direkten Einwirkung auf die Energie der Meridiane durch die Tonisierungs-, Sedativ-, Quell- und Durchgangspunkte hat man, außer den eben gezeigten Finessen, keinerlei besondere Regeln zu befolgen. Die Erfahrung hat aber gezeigt, daß besonders bei chronischen Leiden die indirekte Einwirkung auf die Meridianenergie vorzuziehen ist. Anzuwenden ist hier die

a) Mutter-Sohn-Regel

Diese Regel ist in der Akupunkturliteratur sowohl bei Smidt als auch bei Stiefvater und Bachmann dargestellt, soll aber ihrer Wichtigkeit halber hier besonders herausgestellt werden. Sie macht sich den von den Chinesen beschriebenen Energiekreislauf in den Meridianen zunutze, und daher ist es zunächst nötig, diesen Energiekreislauf vorweg anzudeuten: Die meisten Autoren lassen ihn mit dem Herzmeridian beginnen. Wir weichen aber davon ab und beginnen mit dem Lungenmeridian. Denn auf dem Wege über die Atemorgane sind wir in ständigem Kontakt mit dem uns umgebenden Pneuma (im Sinne der griechischen Philosophie gemeint) und damit mit einer der wesentlichsten Kraftquellen. Aus dieser Quelle kommt ständiger Energienachschub, nicht nur zeitweiliger wie beispielsweise aus der Nahrung. Deshalb geben wir den chinesischen Klassikern recht, die den Kreislauf der Energie beim Lungenmeridian beginnen lassen. Da wir dann in der bekannten Reihenfolge weiterschreiten, liegt hierin kein Grund zur Disputation, denn schließlich werden ja auch bei anderem Anfange immer alle Punkte eines Kreises relativ in derselben Reihenfolge berührt, und nach Durchlaufen des Kreises kommt man zum Ausgangspunkt zurück, nachdem *alle* Zwischenpunkte berührt worden sind. Als Energiekreislauf geben wir daher an:

> Lungenmeridian
> Dickdarmmeridian
> Magenmeridian
> Milz-Pankreasmeridian
> Herzmeridian
> Dünndarmmeridian
> Blasenmeridian
> Nierenmeridian
> Hülle des Herzens
> (Auch Meridian-Kreislauf-Sexus genannt)
> Dreifacher Erwärmer
> Gallenblasenmeridian
> Lebermeridian,

um wieder von vorn mit dem Lungenmeridian zu beginnen.

Da jeder Meridian gewissermaßen seine Energie vom vorhergehenden bekommt, nennen die Chinesen in ihrer blumigen Ausdrucksweise den vorhergehenden Meridian immer »die Mutter« des ihm folgenden. Stärkt man nun die »Mutter«, so gibt sie dem »Sohn« mehr Kraft, und dämpft man den dem »Sohn« folgenden Meridian, so nimmt dieser im Energiekreislauf weniger Kraft ab. Resultat: Der Energiezustand des »Sohnes« ist gehoben. Diese spekulativ anmutende Theorie zeigt in der Praxis so gute Ergebnisse, daß der erfahrene Akupunkturpraktiker hierin eine gegebene Realität zu sehen gezwungen ist. Die *Mutter-Sohn-Regel* wird praktisch wie folgt gehandhabt:

Man tonisiert einen Meridian, indem man den im Energiekreislauf vorhergehenden an dessen Tonisierungs- oder Quellpunkt anregt; der auf den zu tonisierenden Meridian folgende wird dagegen am Sedativ- oder Quellpunkt mit Silber gedämpft.

Man dämpft einen Meridian, indem man den ihm vorangehenden am Sedativoder Quellpunkt mit Silber sedatiert, dagegen aber den ihm nachfolgenden am Tonisierungs- oder Quellpunkt mit Gold anregt.

Beispiel: Man kann den Blasenmeridian tonisieren, indem man den Dünndarmmeridian am REOU-TSRI (3Dü) oder am OANN-KOU (4Dü) ca. 4−5 min mit Gold anregt, den Nierenmeridian aber am JENN-KOU (2N) oder am IONG-TS'IUANN (1N) oder am TRAE-TSRI (3N) ca. 30 sec mit Silber dämpft.

Oder: Man beruhigt den Herzmeridian, indem man den Milz-Pankreasmeridian am CHANG-TSIOU-Fuß (5MP) oder TRAE-PO (3MP) 30 sec mit Silber dämpft und den Dünndarmmeridian am REOU-TSRI (3Dü) oder OANN-KOU-Hand (4Dü) ca. 3−5 min mit Gold anregt.

Die Mutter-Sohn-Regel wird allgemein für chronische Leiden bevorzugt, wobei die Zustimmungspunkte der indirekt beeinflußten Meridiane mitbehandelt werden sollen. Aber auch bei akuten Zuständen können die Pulse die Mutter-Sohn-Regel verlangen. Z. B.: Lungenpuls klein, Dickdarmpuls groß, Leberpuls klein. Würde man nun den Lebermeridian tonisieren (wie es der Puls verlangt) und den Dickdarmmeridian dispersieren (wie es ebenfalls vom Puls verlangt wird) so kommt nach der eben besprochenen Regel der Lungenmeridian eo ipso ins Gleichgewicht, so daß er nicht direkt beeinflußt zu werden braucht. Allerdings würde man bei dem hier genannten Beispiel am besten noch den Passagepunkt Dickdarm-Lungen-Meridian PIENN-Li (6Di) stechen. Wohlgemerkt: Es ist hier nicht ausgesprochen *nötig*, da die Mutter-Sohn-Regel das Ihre tut, aber es wäre eleganter und durchgreifender.

b) Mann-Frau-Regel
Dieser Regel liegt die Vorstellung zugrunde, daß die linke Körperseite in bezug auf die rechte YANG sei, während die rechte in bezug auf die linke INN sei. Denken wir daran, daß die Begriffe YANG und INN Relativitäten sind!

Diese Links-Rechts-Klassifizierung ändert keineswegs etwas an der YANG-INN-Klassifizierung der Meridiane usw., sie sagt lediglich aus, daß alle auf der linken Körperseite liegenden Meridiane und Pulse usw. (die gegeneinander an sich schon YANG-INN-Qualitäten haben) auf der YANG-Seite des Körpers liegen, die auf der rechten Seite liegenden sind auf der INN-Seite. Da YANG aber in bezug auf INN männlich ist und letzteres weiblich, faßt man in der Mann-Frau-Regel alle Organe, die zu den Pulsen der linken Hand gehören, als männlich in bezug auf die gleichen Pulsstellen der rechten Hand liegenden Organe auf. D. h., die linken dominieren die rechten, oder, ist ein Organ erkrankt, dessen Pulsstelle an der linken Hand liegt, so wird in der Folge das Organ bedroht, dessen Pulsstelle ganz gleichartig an der rechten Hand liegt. Also

Erkrankungen
    des Dünndarms bedrohen den Dickdarm,
    des Herzens bedrohen die Lungen,
    der Gallenblase bedrohen den Magen,
    der Leber bedrohen die Milz und den Pankreas,
    der Blase bedrohen den Dreifachen Erwärmer,
                        d. h. den Wärmehaushalt des Körpers,
    der Nieren bedrohen die Hülle des Herzens,
                        also Gefäßsystem und Sexus.

Die Regel enthält mithin eine Art »Prophylaxe-Programm« für den Akupunkteur. Ihre Anwendung ist nicht obligatorisch und hängt natürlich vom Zustande des Patienten ab. Die in ihr ausgesprochenen Zusammenhänge sind bekannt, man denkt nur nicht oft genug an sie. Über die Beziehungen von Dünndarmerkrankungen zu Dickdarmerkrankungen braucht nicht diskutiert zu werden. Um die Beziehungen Herz-Lunge zu verstehen, wenden wir nur die Schlagworte »Herzhusten« und »Asthma cardiale« an. Es ist auch bekannt, daß die Gallenblase Magensymptome verursacht (während echte Magenerkrankungen nicht umgekehrt die Gallenblase affizieren). Kurz, die dargestellte Regel ist medizinisch evident und stellt die kürzeste Formel für den Akupunkteur dar, wie er die prophylaktische Mitbehandlung von Organen nach den Pulsindikation einrichten kann.

c) Mittag-Mitternachts-Regel
Es ist nicht nur der »Tag« (im Gegensatz zur Nacht) YANG und die Nacht (im Gegensatz zum Tag) INN, sondern man kann auch den Tag als 24-Stunden-Periode nach dem Sonnenlauf in eine YANG- und in eine INN-Periode unterteilen. So ist die Zeit, während welcher die Sonne von ihrem unteren Meridiandurchgang zur oberen Kulmination strebt, also die Zeit Mitternacht-Mittag, von YANG-Natur, während der Tag zwischen oberem Meridiandurchgang bis zum unteren dem Prinzip INN im Hinblick auf die »Zeitdynamik« entspricht.

Die Regel Mittag-Mitternacht, die diese Zeitteilung nutzen will, lautet dermaßen:
Jede Einwirkung auf einen YANG-Meridian während der YANG-Periode wirkt auf den angestochenen Meridian, wenn sie von mittlerer Intensität ist; ist sie aber sehr stark, so wirkt sie auf einen besonders zugeordneten INN-Meridian. Ebenso ist es mit den INN-Meridianen, die, während der INN-Periode sehr stark beeinflußt, auf einen zugeordneten YANG-Meridian wirken.

Diese Zuordnung der Meridiane in bezug auf die Mittag-Mitternacht-Regel ist die folgende:

Gallenblase	Herz
Leber	Dünndarm
Lungen	Blase
Dickdarm	Nieren
Magen	Hülle des Herzens
Milz-Pankreas	Dreifacher Erwärmer

Weder für den Anfänger noch für den Fortgeschrittenen ist diese Regel therapeutisch nutzbar, denn, setzt man sie bewußt durch den Nadelstich in Funktion, so kann man kaum abschätzen, ob die Reizung ausreicht, um Reaktionen nach dieser Regel zu bewirken. Ihre therapeutische Auswirkung müssen wir den Chinesen und Japanern selbst oder »ganz alten Hasen« überlassen. Sie ist aber sehr nützlich zum Verständnis von Akupunkturnebenwirkungen: Hat man am Vormittage (also in der YANG-Periode) eine Gallenblase stark tonisiert und berichtet der Patient später von Herzklopfen, so weiß man dieses richtig einzuschätzen. Oder ist am Nachmittage (also in der INN-Periode) der Lebermeridian sehr stark tonisiert worden und der Patient berichtet von Reaktionen auf dem gekoppelten YANG-Meridian, also von Dünndarmsymptomen, so weiß man wiederum um die Zusammenhänge.
Die Dynamik YANG-INN im Tagesrhythmus kann man sich aber wahrscheinlich auch anders nutzbar machen. Während der YANG-Periode tendiert die Sonne in ihrer täglichen Bewegung vom INN zum YANG, was andeutet, daß auch die Energietendenz vom INN zum Yang wandelt. Während der INN-Periode ist es umgekehrt. Es will scheinen, daß man während der YANG-Periode YANG-Meridiane von den an gleicher Pulsstelle am gleichen Handgelenk liegenden INN-Meridianen aus tonisieren kann, und während der INN-Periode INN-Meridiane von an gleicher Pulsstelle liegenden YANG-Meridianen aus. Jedenfalls habe ich schon beobachtet, daß ein Patient, der beispielsweise sowohl kleinen Leber- als auch kleinen Gallenblasenpuls hatte, am Vormittage beide Pulse allein vom Leber-Meridian aus ausgeglichen bekam. Dieses wurde so oft beobachtet und durch das anschließende Befinden der Patienten bestätigt, daß hier an eine durchaus anwendbare Regel zu denken ist, die ich wie folgt formuliere:

Sind am gleichen Handgelenk an gleicher Pulsstelle beide Meridianpulse klein, so tonisiert man sie gemeinschaftlich während der YANG-Periode (d. h. am Vormittag) vom INN-Meridian aus, während der INN-Periode (d. h. am Nachmittag) vom YANG-Meridian aus.

B. Abkürzung der Punktur durch Vereinigungspunkte

Es wurde versucht, bei den » Vereinigungspunkten« mit jener Punktauswahl auszukommen, die in den beiden ersten Werken in deutscher Sprache über Akupunktur getroffen wurde. Diese Punkte sind also durchweg bei De la Fuye-Schmidt (die moderne Akupunktur) oder Stiefvater (Akupunktur als Neuraltherapie) zu finden. Etwas anderes ist es mit der Darstellung der » Wundermeridiane«. Nahezu 40 von den in Frage kommenden Punkten sind weder bei dem einen noch bei dem anderen der zitierten Autoren dargestellt, so daß hier diese sogenannten » Wundermeridiane« mit kompletter Topographie gegeben werden*).

Eine sehr elegante Methode der Meridianbeeinflussung gestatten die sogenannten *Vereinigungspunkte.* Diese beeinflussen mehrere Meridiane gleichzeitig, wodurch man Nadelungen zum Vorteile des Patienten einsparen kann. Zur Nutzung dieser Punkte ist folgendes zu sagen: Nach angestellter Pulsdiagnose (siehe z. B. »Naturheilpraxis« 1953, Heft 7) sucht man sich diejenigen Meridiane heraus, welche am deutlichsten eine *Tonisierung* verlangen (denn Vereinigungspunkte scheinen sich am besten bei der Tonisierung zu bewähren). Alsdann vergleiche man die nachstehend angegebene Tabelle mit der so erhobenen Forderung und suche einen Vereinigungspunkt, der möglichst alle Meridiane auf sich vereinigt, oder zumindest mehrere von denen, die eine Tonisierung fordern. Diesen Punkt behandle man in Gold. Man findet, daß er zumeist die ihm zugeordneten Meridiane tonisiert, indem er von den Meridianen, welche Energieexzeß haben, den Überschuß gewissermaßen »abträgt«. Deshalb wird es oft genügen, in einer Behandlung außer den symptomatischen Punkten nur einen oder zwei von den Pulsen diktierte Vereinigungspunkte zu setzen. In hartnäckigen Fällen wird man auch oft mit Vorteil die direkte Beeinflussung oder die indirekte durch die Mutter-Sohn-Regel mit Vereinigungspunkten kombinieren können.

Es gibt etwa 75 sogenannte Vereinigungspunkte, von denen wir im nachstehenden 42 als Auswahl bringen. Dabei war der Gedanke leitend, hauptsächlich solche Punkte anzugeben, deren Topographie auch in der deutschen Literatur gefunden werden kann.

---

*) *Bezieht sich auf die bis 1955 erschienenen Bücher in deutscher Sprache. Inzwischen sind mehrere Lehrbücher und Atlanten mit kompletter Topographie aller Akupunkturpunkte auf dem Markt.*

Zu den Meridianen gehört als Vereinigungspunkt:

Lu, MP	TCHONG-FOU	1Lu
Di, M	ING-SIANG	20Di
M, KG	TCHRENG-TSRI	4M
Di, M	TSIU-TSIAO	6M
Di, M	TI-TSRANG	7M
N, Le, MP	SANN-INN-TSIAO	6MP
Dü, Bl, M	TSING-MING	1Bl
Lu, MP, Bl, Gbl	TA-TCHROU	11Bl
KS, Le, DE, Gbl	TIENN-TCHRE	1KS
DE, Gbl	TIENN-TSIAO	15DE
DE, Gbl	I-FONG	17DE
Dü, DE, Gbl	RO-TSIAO	22DE
DE, Gbl, Di, M	KRO-TCHOU-JENN	3Gbl
DE, Gbl	TIENN-TSING	21Gbl
Bl, Gbl	TCHRE-TSIENN	23Gbl
MP, Bl, Gbl	JE-IUE	24Gbl
Le, Gbl	TCHANG-MENN	13Le
Le, MP	TSRI-MENN	14Le
GG, Bl	TRAO-TAO	12GG
GG, Dü, Bl, DE, Gbl, Di, M	PAE-LAO	13GG
GG, Bl	FONG-FOU	15GG
GG, Bl	NAO-ROU	16GG
MP, GG, Dü, Bl, DE, Gbl, Di, M	PAE-ROE	19GG
Le, KG	TSIOU-KOU	2KG
N, Le, MP, KG, Dü, Bl, DE, Gbl, Di, M	TCHONG-TSI	3KG(1)
N, Le, MP, KG	KOANN-IUANN	4KG
H, KG, Gbl	INN-TSIAO	7KG
Lu, KG, DE, M	TCHONG-KOAN	12KG
KG, Di, M	CHANG-KOANN	13KG
Le, MP, KG, Dü, DE	TRANN-TCHONG	17KG

Von den aufgeführten Punkten haben die folgenden nicht nur die Wirkung auf die Meridiane, welche sie vereinigen, sondern noch allgemeinere Wirkungen auf bestimmte Organe und Organgruppen, sind also den »Spezialpunkten« gleichzustellen:

12KG	TCHONG-KOANN	Reunion der Werkstattorgane
17KG	TRANN-TCHONG	Reunion der Atemenergie
13Le	TCHANG-MENN	Reunion der Schatzorgane

(1) Dies sind Angaben nach G. S. de Morant. Niboyet gibt indessen an, daß der TCHONG-TSI nur auf die mitgeteilten INN-Meridiane wirken soll.

Noch nicht in obiger Tabelle enthalten sind die folgenden Punkte, welche zwar keine Beeinflussung mehrerer Meridiane ausüben, jedoch unabhängig davon Organgruppen und -funktionen regulieren:

30M	TSRI-TCHRONG	Reunion der Nahrung (Energiemagazin des Dreifachen Erwärmers)
36M	SANN-LI-Bein	Reunion der INN-Energie, hat aber eine bedeutend breitere Wirkung: Wirkt gegen die Insuffizienz der INN-Energie, korrigiert die YANG-Durchflutung der Organe (reizt den Vagus??)
17Bl	KO-IU	Reunion des Blutes
39Bl	KAO-ROANG	Hämatopoese-Punkt, Reunion der inneren Sekretion
34GBl	IANG-LING-TS'IUANN	Reunion der Muskeln
4DI	RO-KOU	Reunion der YANG-Energie
5MP	CHANG-TSIOU-Fuß	Reunion der Venen
9KS	TCHONG-TCHRONG	Reunion der Blutgefäße
9Lu	TRAE-IUANN	Reunion der Gefäße, insbesondere Arterien

Anwendung der Vereinigungspunkte:
Benutzen wir zur Veranschaulichung der Anwendung gleich ein Beispiel. Nach den in der »Naturheilpraxis« 1953, 7, S. 139–141 angegebenen Grundsätzen wurde folgende Pulstastung ermittelt:

	Linke Hand		Rechte Hand		
	O	T	O	M	T
Distal der Apophyse	1	4	3	–	2
Auf der Apophyse	2	3	3	4	2
Proximal der Apophyse	3	3	0	3	2
Mittel	2	3,3	2		2,8
Handmittel		2,6		2,4	
Vergleichszahl			2,5		

Die Krankheitssymptome, über die der Patient klagte, interessieren im Augenblick weniger, wir wollen uns hier nur mit der Gleichgewichtsherstellung befassen. Nach der Vergleichszahl können wir die Meridiane mit den Härtegraden 2–3 als »normal« ansehen. Es sind also tonisierungsbedürftig die Meridiane Dünndarm und Dreifacher Erwärmer. Darüber hinaus wünschen wir auch, die Energie im Gallenblasen-Meridian etwas zu heben, um diesen auf den Lebermeridian abzustimmen. Wir tonisieren also Dü, DE, GBl, was wir mit einem Vereinigungspunkt zu erreichen wünschen. Die Liste gibt an, daß der Punkt RO-TSIAO (22DE) diese Meridiane auf sich vereinigt. Wir setzen ihn in Gold, und, da die oberflächlichen Pulse im Mittel kleiner sind als die tiefen, außerdem den RO-KOU (4Di) ebenfalls in Gold, welcher ganz allgemein die YANG-Komponente des Lebensnervensystems stärkt. Wir erhalten keine so prompte Pulsantwort wie bei der Benutzung der Standartpunkte auf den Meridianen selbst, die Pulse kommen langsamer nach, aber wir haben Punkte gespart. Eine Sedation der stärkeren Pulse wird nicht durchgeführt, da die Stärkung der ausgewählten Meridiane meist auf Kosten der härteren Pulse geht. Außer den beiden ausgewählten Punkten wählen wir also nur noch Punkte zur Nadelung aus, welche auf die Krankheitssymptome passen.

Hier muß eine Bemerkung eingeschoben werden: Der von uns ausgesuchte Punkt RO-TSIAO (22DE) wird sowohl bei Schmidt als auch bei Stiefvater als mit dem KRO-TCHOU-JENN (3Gbl) identisch angegeben. Sowohl G. S. de Morant als auch Niboyet und andere kennen aber eine andere Lage für diesen Punkt, was insofern einleuchtend ist, als die Punkte ja verschiedene Namen haben. Meine persönliche Erfahrung gibt den beiden Franzosen recht, nach denen der RO-TSIAO wie folgt liegt: Vorderkante Ohr, auf dem Processus zygomaticus ossis temporalis, Oberkante der Höhlung, die sich hier bildet, wenn man den Mund öffnet (also etwa 1 Querfinger vom EL-MENN, 23De, entfernt).

Wie das obige Beispiel zeigt, benutzt man die Vereinigungspunkte, um im Zuge einer Behandlung den für die Energiegleichgewichtsherstellung notwendigen Nadelaufwand zu reduzieren. Dabei genügt es, die schwächsten Meridiane zu tonisieren, was die zu hoch gestimmten eo ipso zurückpendeln läßt. Sedativ greift man bei Anwendung dieser Technik nur dann ein, wenn entzündliche Zustände vorliegen, und dann direkt im Sedativ- oder Quellpunkt des in Frage kommenden Meridians. Die Nadeln, die man bei Anwendung der Vereinigungspunkte einspart, stehen für die symptomatische Behandlung zur Verfügung, die sich unmittelbar an die Energieabstimmung anzuschließen hat.

C. Meridiangruppierung »3 YANG – 3 INN«

INN-YANG-Typen in der Behandlung der Wurzel

Stellt man den bekannten »Energiekreislauf« der Akupunktur so dar, daß die zwölf Meridiane auf der Peripherie eines Kreises zu je 30° der Reihe nach aufgetragen werden, so fällt dabei auf, daß jeweils zwei YANG-Meridianen zwei INN-Meridiane folgen. Die chinesische Akupunkturtradition faßt aus diesen Folgen 3 YANG-Gruppen und 3 INN-Gruppen zu je zwei Meridianen zusammen, wie nachstehende Figur zeigt.

Die Bezeichnung der Yang- resp. Yin-Gruppen ist in der Figur sowohl in der z. Z. in China üblichen englischen Transskription angeschrieben als auch in der bisher bei uns vorwiegenden französischen. Man findet auch die Tatsache verzeichnet, daß innerhalb jeder Gruppe je ein Meridian vorhanden ist, der

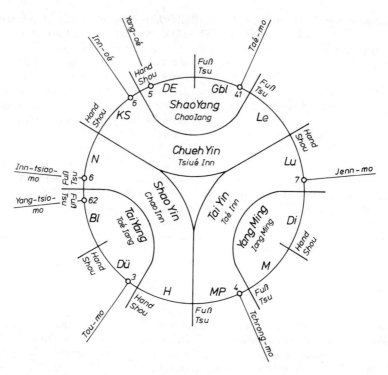

seine Standardpunkte am Arm hat (Hand-Shou resp. Chéou), als auch einer mit den energetischen Punkten am Bein (Fuß–Tsu–Tsou). Deshalb wird dieses System auch zur Nomenklatur der Meridiane verwendet, und dieses in China in sehr ausgedehntem Maße. Man liest unschwer aus der Figur ab:

Hand-	(oder Shou-)	Tai Yang	=Dünndarmmeridian
Fuß-	(oder Tsu-)	Tai Yang	=Blasenmeridian
Hand-	(oder Shou-)	Shao Yang	=Dreifacher Erwärmer
Fuß-	(oder Tsu-)	Shao Yang	=Gallenblasenmeridian
Hand-	(oder Shou-)	Yang Ming	=Dickdarmmeridian
Fuß-	(oder Tsu-)	Yang Ming	=Magenmeridian
Hand-	(oder Shou-)	Tai Yin	=Lungenmeridian
Fuß-	(oder Tsu-)	Tai Yin	=Milz-Pankreas-Meridian
Hand-	(oder Shou-)	Shao Yin	=Herzmeridian
Fuß-	(oder Tsu-)	Shao Yin	=Nierenmeridian
Hand-	(oder Shou-)	Chueh Yin	=KS-Meridian
Fuß-	(oder Tsu-)	Chueh Yin	=Lebermeridian

Diese aus dem chinesischen abgeleitete, aber m. W. dort nicht explizite vorkommende Figur beinhaltet, ebenfalls schematisch ausgedrückt, die drei

28

»Energieumläufe«. Yang-Meridiane führen nämlich von den Fingern zum Kopfe oder nehmen vom Kopfe zu den Zehen ihren Weg, während Yin-Meridiane von der Brust zu den Fingern führen oder von den Zehen zur Brust. So geben die angezeichneten und zusammengehörigen Gruppen folgendes Bild:

1. Umlauf	Lungenmeridian → Brust zu Fingern	Dickdarm → Finger/Kopf	Magen → Kopf/Fuß	Milzpankreas Fuß/Brust
2. Umlauf	Herzmeridian → Brust/Finger	Dünndarm → Finger/Kopf	Blasen → Kopf/Fuß	Nierenmeridian Fuß/Brust
3. Umlauf	KS-Meridian → Brust/Finger	Drei Erwärmer → Finger/Kopf	Gallenblase → Kopf/Fuß	Lebermeridian Fuß/Brust

In der obigen Darstellung sind auch die acht wundersamen Punkte*) eingetragen, die im Abschnitt II. »Wundermeridiane« etwas ausführlicher besprochen sind, sowie die acht zugehörigen Wundermeridiane dem Namen nach angedeutet.

Allgemein ist die »Behandlung der Wurzel« jener Teil der Therapie, der von den Pulsen diktiert wird und die Wiederherstellung des Energiegleichgewichtes zum Ziele hat. Üblicherweise bedient man sich dazu der bekannten Standard-Punkte, wie Tonisierungs-, Sedierungs-, Quell- und Lo-Punkte. Jedoch kann es oft vorkommen, daß die Mehrzahl der Meridianpulse nicht nennenswert dereguliert sind, sich jedoch zwei Pulse deutlich herausheben, die man den obigen Gruppen zuordnen kann. Sind beispielsweise bei einigermaßen hinnehmbarem Gesamteindruck der Pulse deutlich die »oberflächlichen« Pulse am linken Handgelenk *gleichzeitig* distal und proximal der Apophyse härter als der Gesamteindruck, so hätte hier die Krankheitswurzel den Typus »Völle des TAI-YANG«. Oder sind, als anderes Beispiel, die »tiefen« Pulse am rechten Handgelenk distal und auf der Apophyse *gleichzeitig* schwach, unterdrückbar, so hat hier die Krankheitswurzel den Typus »Leere des TAI-INN«. Gewöhnt man sich an, bei der chinesischen Pulsdiagnose nach Gewinnen eines Gesamteindruckes und Prüfen der einzelnen Meridianpulse noch die den in der obigen Figur dargestellten und besprochenen Meridiangruppen entsprechenden Pulse in ihrer paarweisen Zusammengehörigkeit zu beurteilen, so gelingt es verblüffend oft, Krankheitswurzeln als Völle oder Leere des Großen, Mittleren oder kleinen YANG oder INN zu typisieren. In solchen Fällen ist die Herstellung des Energiegleichgewichtes außerordentlich zu vereinfachen. Man sticht dann einfach die aufgeführten wundersamen Punkte*) im erforderlichen Sinne (d. h. tonisierend oder sedierend, je nach Puls), und wir finden, daß damit die Gesamtheit der Pulse befriedigend ausgeglichen wird. So werden wir also bei »Leere des SHAO-YANG« den 41Gbl=LINN-TSRI und den 5DE

---

*) Auch »Meisterpunkte« genannt

=OAE-KOANN tonisieren und die Wurzel danach nicht weiter berühren. Die Gruppe »YANG-MING« hat keine wundersamen Punkte.*) Hier muß statt dessen an die hierin liegenden Reunionspunkte 4Di=RO-KOU (Vereinigung der YANG-Energie) und 36M=SANN-LI-Bein (korrigiert die YANG-Durchflutung der Organe) gedacht werden. Der Typus »YANG-MING« stellt oft, wenn nicht meist, den günstigen Fall dar, daß man dem Organismus zu seiner Selbstheilung nur einen einfachen Anstoß zu geben braucht und danach nicht selten auf die »Behandlung der Zweige« (d. h. der Symptome) verzichten kann. Vorausgesetzt, es handelt sich wirklich um einen »YANG-MING« – Fall ohne bedeutende Deregulierung anderer Pulse. (Geringfügige Pulsabweichungen der anderen Meridiane sind hierbei bedeutungslos.)

Da die hier aufgeführten acht wundersamen Punkte*) gleichzeitig auch die Befehlspunkte der Wundermeridiane sind, kann man unter Benutzung dieser Meridiane die Behandlung sehr durchgreifend gestalten und mit weniger Nadeln auskommen, ohne darüber hinaus in der betr. Sitzung noch eine andere Punktauswahl zu treffen. Man palpiere, nachdem man den wundersamen Punkt*) gestochen hat, der Reihe nach die Punkte, welche zu dem von ihm kommandierten Wundermeridianen gehören, und diejenigen, die sich als algetisch erweisen, punktiere man in Silber. Über den Verlauf der hier genannten »Wundermeridiane« siehe unter dieser Überschrift ab Seite 55.

Beispiel: Bei einem beliebigen Krankheitszustande, dessen Symptome in diesem Zusammenhange von wenig Interesse sind, seien die »tiefen« Pulse auf der Apophyse des linken Handgelenkes und proximal der Apophyse des rechten Handgelenkes *gleichzeitig* schwach. Es handelt sich also um einen Zustand, verursacht durch die »Leere des CHUEH-INN«. Nach den obigen Ausführungen stechen wir zunächst den 6 KS=NEI-KOANN 5 bis 10 Minuten lang in Gold und kontrollieren, ob es eine Pulsantwort gab, d. h., ob die zu schwachen Pulsstellen deutlicher pulsieren. Da 6 KS aber auch das INN-OE öffnet, suchen wir der Reihe nach dessen Punkte auf und prüfen deren Empfindlichkeit. Die empfindlichen unter ihnen stechen wir in Silber an. Andere Punkte werden in dieser Sitzung nicht benutzt. In der nächsten Sitzung kann man dann »die Zweige« vornehmen und Punkte wählen, die aus irgendeinem zuverlässigen Symptomverzeichnis ausgewählt werden. Die Praxis zeigt, daß in den meisten Fällen bei dem eben erwähnten Vorgehen »die Zweige« kaum noch angerührt zu werden brauchen.

---

*) Auch »Meisterpunkte« genannt

III. DIE »FÜNF WANDELZUSTÄNDE« IN DER AKUPUNKTURLEHRE.
(Fünf-Elemente-Lehre).

Während die Akupunktur immer mehr ins Gespräch kommt –, und dieses nicht nur in Fachkreisen – erhebt sich gleichzeitig die Frage nach ihrem Wesen. Ist sie nur eine reine Reflextherapie –, wie es die einen wollen – oder wirken in ihr darüber hinaus noch andere Prinzipien, wissenschaftlich noch unerkannt, aber seit Jahrtausenden von den Chinesen in Systeme und Regeln gekleidet und damit anwendbar gemacht? Es kann nicht unsere Aufgabe sein, hier entscheiden zu wollen. Das sei der offiziellen Wissenschaft überlassen, die eines Tages möglicherweise eine gültige Antwort finden wird. Wir meinen vielmehr, daß der Umgang mit der Methode der heilenden Nadelstiche zum Segen der Kranken zunächst ein *praktisches* Problem ist. Das »macht's nach, aber macht's richtig nach« ist unser Anliegen. Hierin finden wir uns durch die Praxis bestärkt. Dem unvoreingenommenen Beobachter kann es nicht verborgen bleiben, daß die Akupunktur einen erheblichen Wahrheitsgehalt hat. So soll der amerikanische Otologe Dr. Samuel Rosen, der an Ort und Stelle in China beobachten konnte, gesagt haben »Ich habe die Vergangenheit gesehen – sie funktioniert«. In lapidarer Kürze, das was man zunächst als Nicht-Akupunkteur zu diesen Dingen ehrlich sagen kann. Erklären kann man nur, was man auch begriffen hat, und meist nicht einmal das. So verzichten wir auf eine wissenschaftliche Erklärung, unternehmen nicht einmal einen Versuch derselben, – den wir kompetenteren Stellen überlassen –, sondern wollen nur helfen, »es nachzumachen, aber richtig nachzumachen«.

Einführungen in die Akupunktur gibt es m. E. genug. Das Angebot an Fachbüchern, – auch in deutscher Sprache –, reicht zur Orientierung völlig aus. Von meinen Lesern will ich voraussetzen, daß sie sich »orientiert« haben. Daß sie wissen, daß es einerseits »funktionelle« Punkte gibt, die, meist nach Pulsindikationen ausgewählt, gestatten die in der Akupunktur angenommene »Energiedurchflutung« der »Meridiane« zu verstärken, zu vermindern, umzuleiten oder auszugleichen. Daß es fernerhin noch viel mehr »symptomatische Punkte« gibt, die von den äußeren Krankheitserscheinungen her ausgewählt, ja gefordert werden. Es wird auch vorausgesetzt, daß die Technik der Nadelung bekannt ist, und ebenso, daß man weiß, daß in gewissen Fällen die Nadelung auch durch Moxen (Brennungen und Räucherungen) ersetzt wird. Dieses alles als Minimum voraussetzend, wollen wir uns einem Gedankenkreis nähern, dessen Anwendung oft fälschlich die »Fünf-Elemente-Lehre« genannt ist, besser jedoch die Lehre von den »Fünf Wandelzuständen« heißen sollte.

Wir wissen, daß viele asiatische Akupunkteure nach diesem Verfahren arbeiten. Wir sehen es bei einigen Kollegen, die das Glück hatten, in Japan bei

Prof. OKABE sich mit der Akupunktur vertraut machen zu dürfen. Im »Acupuncture-Digest« der Chinese Acupuncture Association, Hong Kong, Heft Nr. 7, (1969), und sicherlich auch in anderen, wird mit der größten Selbstverständlichkeit von den »5 Elementen« gesprochen und mit ihnen umgegangen. Aber vergeblich sucht man in unseren Lehrbüchern nach einer erschöpfenden Auskunft über dieses Problem.*)

Selbstverständlich präsentiere ich hier kein profundes Quellen-Studium, sondern will nur zum Ausdruck bringen, daß unser im folgenden abgehandeltes Thema zu Unrecht Stiefkind der gängigen Akupunkturliteratur ist.

Die nachfolgend dargestellte *Lehre von den fünf Wandelzuständen* wird aufgrund von Informationen mitgeteilt, die auf meinen verstorbenen französischen Kollegen JACQUES MARTIN HARTZ zurückgehen, der in Lausanne als Akupunkteur tätig war und, da er selbst Sinologe war, für mich quellennahe Autorität ist.

Elemente – Wandelzustände – Versuch einer Erklärung

Elemente sind, das sagt der tägliche Sprachgebrauch, kleinste Bausteine eines Systems, aus welchen es seine sonstigen Bestandteile und Merkmale, ja sich selbst, zusammensetzt. Baukastenelemente, Fertighauselemente, Sprachelemente mögen dafür stehen. Auf der Suche nach den kleinsten, chemisch nicht mehr spaltbaren Bausteinen der Materie überhaupt, wurden die chemischen »Elemente« gefunden, von denen bis 1958   102 bekannt waren. Es mögen noch einige seltene unbekannt sein und eines Tages gefunden werden, für uns wesentlich bleibt die Festsetzung »Elemente sind kleinste Bausteine eines Systems«, handele es sich nun um Baukasten, Sprachen, Philosophie oder in der Chemie um das Periodische System der Elemente nach D. J. Mendelejew. Und wenn die Physik in den chemischen Elementen noch »Elementarteilchen« entdeckt, . . . was soll's? Zweifellos ein großer Triumph der Wissenschaft, doch dieser Fortschritt ändert nichts an der Tatsache, daß man innerhalb eines gegebenen Systems mit seinen Elementen das erklären, konstruieren oder begreifen kann, was eben dieses System mit seinen Elementen zuläßt. Nehmen wir die alte

griechische Vier-Elementen-Lehre.

Nach ihr sollten die vier Grundqualitäten Feuer, Erde, Luft und Wasser entweder rein oder in unterschiedlicher Mischung in allem Seienden enthalten sein. Das läßt zwar weder chemische Analyse noch Synthese zu, hat aber jahrhundertelang dazu gedinet, Wesen und Charakter der Dinge zu beschreiben. Als übrig gebliebenes Beispiel hierzu erwähnen wir die Relationen zwischen Element – Körpersaft – Temperament.

---

*) Profundes Wissen zu diesem Thema vermittelt Dr. Nguyen van Nghi: Pathogenese und Pathologie der Energetik in der chines. Medizin (Med.-Literar. Verlagsgesellschaftt, Uelzen). Auch Schrecke-Wertsch »Lehrbuch der Modernen und Klassischen Akupunktur« informiert über dieses Thema (WBV Biolog.-Mediz. Verlagsgesellschaft, 706 Schorndorf) u.a.m.

Element	Körpersaft	Temperament
Feuer	Bil	Choleriker
Erde	Atrabil	Melancholiker
Luft	Blut-Pneuma	Sanguiniker
Wasser	Lymphe	Lymphatiker

Ein für humoralpathologische Überlegungen für den Kenner noch nicht obsolet gewordenes System, das nur daran krankt, daß es in seiner Terminologie nicht »modern« genug ist. Eine Modernisierung wäre aber nicht nur durchaus denkbar, sondern im Interesse einer besseren Anwendbarkeit der Humoralpathologie und -therapie sogar verdienstvoll.

Ganz anders verhält es sich mit den chinesischen Fünf Wandelzuständen (fälschlich: 5-Elementen-Lehre). Hier wird mit den fünf Grundqualitäten Feuer, Erde, Metall, Wasser und Holz umgegangen. Auf den ersten Blick vermißt man die Luft, wie sie die Vier-Elementen-Lehre der Griechen kennt. Es kann aber nicht angenommen werden, daß sie für die seit Jahrtausenden so hoch kultivierten Väter der Akupunkturlehre ein unbekanntes Etwas gewesen sei. Spielt doch die Atmung nicht nur in den diversen asiatischen Therapien eine hervortretende Rolle, sondern auch in der Akupunktur: Der Lungenmeridian steht in den klassischen Werken am Beginn des Energiekreislaufes durch die 12 Meridiane, und nicht der Herzmeridian wie in unseren Büchern. Einfach deshalb, weil wir mittels der Atmung in ständiger, unmittelbarer Beziehung zur lebensnotwendigen Luft stehen. Auch die Verweildauer der Nadeln wird in der klassischen Akupunktur oft in Atemzügen angegeben: so z. B. soll bei der Skrofulose der Chao-Raé = H 3 zunächst die Nadel knapp in die Haut einführend angestochen werden; sie soll 36 Atemzüge verweilen, alsdann tiefer einstechen und 32 Atemzüge lang stehen lassen. Das würde sicherlich nicht vorgeschrieben worden sein, wenn die Bedeutung der Atmung und damit der Luft unbekannt gewesen wäre. Interessanterweise wird, wie wir später sehen werden, der Lungenmeridian dem Metall zugeordnet. Ohne so weit gehen zu wollen, zu behaupten, den Chinesen sei bereits die Rolle der Metalle (insbesondere des Eisens) in der Physiologie des Atmens bekannt gewesen, bin ich der Meinung, die Zuordnung Lungenmeridian (und damit Atmung) – Metall sei korrekt. Man spricht hier nicht von der Luft, sondern von einem ihrer Mittler. Überhaupt sind die fünf Grundqualitäten nicht buchstäblich zu nehmen, sondern mehr als Symbole für Prinzipien. So entspricht das Feuer nicht nur der Wandlung durch Oxydation, sondern auch dem zündenden schöpferischen Gedanken. Erde steht für jedwede amorphe Materie, der aber u. a. das Prinzip der Fruchtbarkeit innewohnt, aus der auch Leben quellen kann. Metall ist gagegen die harte, geformte Materie, in Instrumenten aktiv, aber auch ebenso aktiv in feinster Verteilung. Wasser bezeichnet nicht nur diese in der Natur am weitesten verbreitete Flüssigkeit H_2O, sondern auch den flüssigen Aggregatzustand an sich, wenn nicht gar überhaupt das Prinzip des Fließens. Holz schließlich steht für die lebendige Zelle, die alles dieses in sich hat und dadurch lebt, daß sich auch in ihr ständig die Wandlungen der Zustände ineinander vollziehen und wiederholen. So kann also nicht nur jedes Ding »im Großen« den Charakter Feuer, Erde, Metall, Wasser, Holz haben und diesen wandelnd mehr oder weniger langsam an der Evolution durch die fünf Wandelzustände teilnehmen, sondern trägt »im Kleinen« dieses Prinzip auch in sich: in ihm vollziehen sich diese Wandlungen, die Wandelzustände sind nicht nur sein Charakter, sondern auch sozusagen seine Physiologie.

Diesem Prinzip konsequent folgend, teilt die in der Akupunktur angewandte Lehre von den fünf Wandelzuständen alles auch diesen Zuständen zu. Meridiane und in ihnen wiederum Punkte können Feuer-, Erde-, Metall-, Wasser- und Holzcharakter haben. Krankheiten, Jahreszeiten, Farben werden so klassifiziert. Den Umgang mit den Dingen wollen wir im folgenden darstellen.

1. Normaler und anormaler Wandel der Energie

An dieser Stelle müssen wir den Begriff der »Energie« in unsere Betrachtungen einführen. Es sei daran erinnert, daß wir gewisse Mindestvoraussetzungen bei dem Leser diese Zeilen machen, zu denen auch das Wissen gehört, daß die Akupunktur im klassischen Sinne eine energetische Therapie ist. Die »Lebensenergie«, welche sie postuliert, resultiert aus den Spannungen zwischen den Polaritäten YANG und YIN. Die hier entstehende Energie »an sich« ist das »Tsri«, von welchem ein »Yong« genannter Anteil in den Bahnen der Meridiane zirkuliert, während ein weiterer »Oé« genannter Anteil als »Abwehrenergie« außerhalb der Meridiane im Körper kreist. Die Energie Oé steht aber ihrerseits wieder über die an späterer Stelle genannten und nachzulesenden »Ho«-Punkte in Beziehung zu den Meridianen und damit auch zur Energie Yong. Es ist nur eine selbstverständliche Denksetzung, auch zu sagen, der Übergang der oben erwähnten »Wandelzustände« ineinander könne ohne Energieaufwand nicht stattfinden. So ist der Wandel Feuer→Erde→Metall→Wasser→Holz→Feuer . . . wiederum eine der aus der Yang-Yin-Spannung fließenden Energie, eine Spur der Wirkung von »Tsri« im Getriebe der fünf Wandelzustände. Der Versuch, in diese Gedankengänge einzudringen, läßt sie unwillkürlich für den Europäer zu einer Art Analogon zum Zitronensäurezyklus werden. Ich sage ausdrücklich, – und dieses zum Zwecke des Versuchs einer Verständlichmachung – *Analogon*. Was im Chemismus des Bios der von Krebs entdeckte Zitronensäurezyklus *signifiziert*, das wird in der Gedankenwelt der klassischen Akupunktur durch den, das Wirken der Yang-Energie anzeigenden, aber auch selbst Energie produzierenden Wandel innerhalb alles Seienden durch die oben erwähnten fünf Zustände hindurch signifiziert. Die folgende fünfeckige Überlegungsfigur dient seit uralten Zeiten der Verständlichmachung dieses Gedachten:

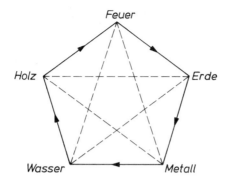

Bewirkt die Energie einen Wandel der fünf Zustände vom einen zum anderen entlang der *Seiten* des Fünfecks im angedeuteten Sinne, so wirkt sie nach der gesetzten Ordnung und damit Gesundheit erhaltend. Dagegen wirkt die nicht mehr dem Gesetze gehorchende Energie den Wandel pervertierend im Sinne der oben strichiert angegebenen Diagonalen der Figur. Das ist anomaler Wandel, das ist das Prinzip des Krankmachenden.

2. Zuordnung der Meridiane zu den Wandelzuständen

Hier wechseln nicht, wie bei dem bekannten Energiekreislauf durch die 12 Meridiane, immer zwei Yang-Meridiane mit zwei Yin-Meridianen ab, sondern es erfolgt erst einmal innerhalb der Yang-Meridiane ein Durchlauf durch die 5 Wandelzustände, anschließend dasselbe innerhalb der Yin-Meridiane, worauf sich alles immer wieder wiederholt. Dieses ist die Zuordnung:

Yang-Meridiane:
	Feuer	– Dreifacher Erwärmer
	Erde	– Magenmeridian
	Metall	– Dickdarmmeridian
	Wasser	– Blasenmeridian
	Holz	– Gallenblasenmeridian
	Feuer	– Dünndarmmeridian

Nun tritt die Energie über in den Wandel durch die

Yin-Meridiane:
	Feuer	– Kreislauf-Sexus (»Hülle des Herzens«)
	Erde	– Milz-Pankreas-Meridian
	Metall	– Lungenmeridian
	Wasser	– Nierenmeridian
	Holz	– Lebermeridian
	Feuer	– Herzmeridian

Als graphische Darstellung sieht das folgendermaßen aus:

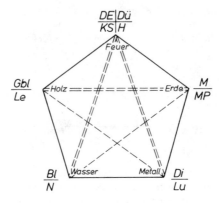

Auch in dieser Figur sind wieder die Gesundheit-erhaltenden Energierichtungen entlang den Seiten des Fünfecks ausgezogen, während die pervertierte, krankmachende Energie den strichiert angegebenen Diagonalen folgt. Drei von diesen Diagonalen finden wir als besonders aggressive Entgleisungen der zustandswandelnden Energie doppelt strichiert angegeben. Das finden wir verständlich unter Beachtung der bei den meisten Autoren nachzulesenden »Mann-Frau-Regel«, die für uns im Lichte der Fünf-Wandelzustands-Lehre im folgenden Abschnitt durchschaubar wird.

3. Zuordnung der Radialis-Pulse zu den fünf Wandelzuständen.
Sie ist eigentlich »implizite« im vorigen Abschnitt mit enthalten. Im Interesse der größeren Klarheit geben wir sie aber hier auch »explizite« wieder und bedienen uns dabei der nachfolgenden Figur, welche die schon als bekannt vorausgesetzten Pulsstellen skizziert und sie den fünf Grundqualitäten der Wandelzustände zuordnet. Dabei stehen jeweils die zu den oberflächlichen Yang-Pulsen gehörigen Meridiane über den Yin-Meridianen, deren Pulse an gleicher Stelle tiefer liegen.

An der Topographie der Radialispulsstellen, wie sie jedem Akupunkteur geläufig sein sollte, kann man sich nun auch den Kreislauf der fünf Wandelzustände vorstellen. Man fängt am rechten Handgelenk proximal der Apophyse mit dem zum »Feuer« gehörigen Puls des dreifachen Erwärmers an und durchläuft nun in der Oberfläche in distaler Richtung die Pulsstellen für Magen (»Erde«), Dickdarm (»Metall«), macht einen Sprung zum linken Handgelenk, dessen Pulsstellen ebenfalls von proximal nach distal durchlaufen werden und hier, weiterhin oberflächlich, lauten Blase (»Wasser«), Gallenblase (»Holz«) und Dünndarm (wieder »Feuer«). Von dieser dem Feuer gehörigen Stelle nun für den zweiten Umlauf einen Sprung zur proximalen Pulsstelle

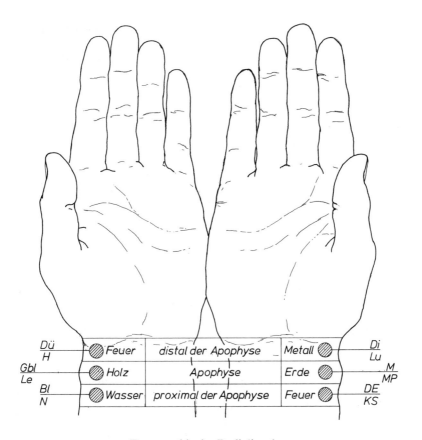

Topographie der Radialispulse

des rechten Handgelenkes, die in der Tiefe wieder für das »Feuer« dem Meridian Kreislauf-Sexus zugeordnet ist. Der Wandel erfolgt nun ganz wie oben angegeben die tiefen Yin-Puls-Stellen entlang und ergibt auf KS folgend Milz-Pankreas, Lunge, Nieren, Leber und Herz an den Stellen für Erde, Metall, Wasser, Holz und Feuer.

Die uns aus früheren Informationen bekannte Mann-Frau-Regel besagt, wie wir wissen:

> Aggressive Erkrankungen in Meridianen, deren Pulsstellen am linken Handgelenk liegen, bedrohen die Meridiane, deren Pulsstellen an der gleichen Stelle des rechten Handgelenks liegen.

So lesen wir z. B. an den distalen Pulsen ab: Dünndarmerkrankungen (links) können den Dickdarm (rechts) bedrohen, d. h., aus der Enteritis kann eine Colitis werden (kaum umgekehrt). Herzerkrankungen (links) bedrohen die Lunge (rechts); man denke an die Beziehungen zwischen einem Cor pulmonale und evtl. einem Emphysem. Ebenso liest man ab: Gallenblasenerkrankungen bedrohen den Magen, Lebererkrankungen Milz und Pankreas usw. usw. In der Tat entsprechen diese Zuordnungen den Diagonalen in unserem oben an anderer Stelle angegebenen Fünfeck, also dem krank-machenden Wandel, von der pervertierten Energie provoziert. Und die aus dieser Mann-Frau-Regel hervorgehenden aggressiven Beziehungen sind in unserer fünfeckigen Überlegungsfigur als doppelt strichierte Diagonalen angegeben. (Siehe dort).

Haben wir nun Meridiane und Pulse den fünf Wandelzuständen zugeordnet, so bleibt uns nun noch die Studie über entsprechende Punktbeziehungen.

4. Zuordnung der »66 antiken Punkte« zu den fünf Wandelzuständen.

Der Umgang mit den Fünf Wandelzuständen zum Zwecke der Herstellung eines geordneten Energie-Gleichgewichtes im Wandel der fünf Grundqualitäten als eine Grundlage therapeutischen Handelns des Akupunkteurs erfolgt *ausschließlich* mit Hilfe der sogenannten **66 antiken Punkte.** Um dieses System zu verstehen, nehmen wir zunächst zur Kenntnis, daß diese Punkte alle auf 6 »Schranken« liegen, also gewissermaßen als Schnittpunkte zwischen diesen Schranken

Tsing – Yong – Yü – Yüann – King – Ho

und den von ihnen gekreuzten Meridianen angesehen werden können. Grob orientierend sei nunächst gesagt, daß die Tsing-Schranke Finger- und Zehennägel berührt, während Ho durch Ellenbogen- und Kniegelenke geht. Dazwischen liegen die anderen Schranken in der oben angegebenen Reihenfolge. Aus einer an anderer Stelle noch zu gebenden Topographie der 66 antiken Punkte mag man für jeden Meridian dessen zu diesen Schranken gehörigen Punkte entnehmen und diese dann zu Schranken verbinden, um die genaue Lage darzustellen. Hier bleiben wir zunächst in allgemeineren Vorstellungen, denen wir folgendes Schema geben können:

	Schranke resp. Punkt	Grundqualitäten auf den	
		YANG-	YIN-
		Meridianen	
I.	Tsing	Metall	Holz
II.	Yong	Wasser	Feuer
III.	Yü	Holz	Erde
IV.	Yüann	ständig Erde besteht nur aus Quellpunkten	
V.	King	Feuer	Metall
VI.	Ho	Erde	Wasser

38

Wir haben also für 6 Yang-Meridiane, durch die
6 Schranken bedingt, 6 x 6 =   36 »antike Punkte«,
Bei den Yin-Meridianen fallen Yü und Yüann, beide
»Erde«, zu einer Schranke zusammen, so daß wir
hier 6 Meridiane zu 5 Schranken =   30 »antike Punkte«
haben.   Insgesamt also   66 »antike Punkte«.

Da die Yüann-Schranke, wie oben zu sehen, ausschließlich die der »Erde« zugeordneten Quellpunkte trägt, wird sie in den Yang-Meridianen beim Wandel
des Zustandes »Holz« (bei der Yü-Schranke) zu »Feuer« (bei der King-
Schranke) übersprungen. Sie stellt den Ort von Sonderpunkten, hier »Quellpunkte« genannt, dar, die angestochen werden, um die eventuell »stocken-
de« Energie in einem Meridian anzufachen, sie sozusagen aus einer Quelle
zu speisen, damit der Wandel durch die fünf Zustände weitergehe.

der »Energiekreislauf« durch die 12 Meridiane im Sinne von H-Dü-Bl-N-KS-
DE-Gbl-Le-Lu-Di-M-MP, wie er allgemein den Adepten der Akupunkturlehre bekannt ist, durchmißt die ganzen Meridiane. Der durch ihn betriebene
Wandel innerhalb des Meridians durch die fünf Elementarzustände indessen
findet nur in den 66 antiken Punkte statt *und wiederholt sich in ihnen* innerhalb
eben dieses Meridians, so daß wir zum späteren Verständnis mancher Punkt-
funktionen wiederum im Fünfeck für jeden einzelnen Meridian symbolisieren
können:

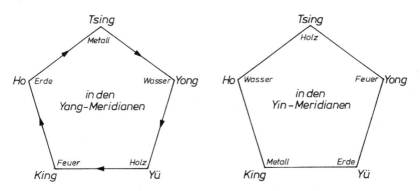

Wir werden näher auf die Technik der Auswahl und Benutzung dieser Punkte
in einem anderen Kapitel eingehen. Zuvor müssen wir die

Topographie der 66 antiken Punkte

angeben und werden in einem weiteren Kapitel daraufhin

Therapeutische Überlegungen

anstellen, um die Nutzanwendung unserer Ausführungen anzudeuten und
Beispiele für das Denken des Akupunkteurs in diesen Kategorien zu geben.

5. Topographie der 66 antiken Punkte

Obwohl die Mehrzahl dieser Punkte in den gängigen Einführungen enthalten ist, wird des geschlossenen Ganzen halber und auch wegen der Zuordnung dieser Punkte zu den »Schranken« und »Elementen« (besser: Wandelzuständen) eine Liste gegeben.

5.1. Der Herzmeridian. Wandelzustand: Feuer

Der *TSING-Punkt* heißt CHAO-TCHRONG=H 9.
Wandelzustand im Meridian: Holz.
Er liegt etwa 2 mm median und proximal des medianen Nagelbettwinkels des kleinen Fingers. (Hand in Pronation).

YONG-Punkt: CHAO-FOU=H 8, Feuer.
Er liegt in der inneren Handfläche zwischen dem 4. und 5. Mittelhandknochen, etwas näher am 5. als am 4., nahe der Linie, die sich hinter den Fingergrundgelenken beim Schließen der Hand bildet; bei eng und fest geschlossener Faust etwa an der Stelle, wo der Klein-Finger-Nagel hinfällt.

YÜ-Punkt: CHENN-MENN=H 7, Erde.
In Supinationsstellung der Hand liegt der Punkt zwischen der vorderen und inneren Tangente an das Erbsenbein.

YÜANN-Punkt: Hier mit dem YÜ-Punkt identisch. Siehe vorstehend.

KING-Punkt: LING-TAO=H 4, Metall.
Er liegt einen halben Querfinger proximal der Cubital-Apophyse über der Cubital-Arterie.

HO-Punkt: CHAO-RAE=H 3, Wasser.
Bei maximal gebeugtem Ellenbogen am Ende der inneren Knickfalte.

5.2. Der Dünndarmmeridian. Wandelzustand: Feuer.

Der *TSING-Punkt* heißt CHAO-TSRE=Dü 1.
Wandelzustand im Meridian: Metall.
Er liegt 3 mm hinter dem Nagelbettwinkel des kleinen Fingers an dessen freier Seite. (Hand in Pronation also lateral.)

YONG-Punkt: TSIENN-KOU=Dü 2, Wasser.
Unmittelbar distal des Kleinfinger-Grundgelenkes.

YÜ-Punkt: REOU-TSRI=Dü 3, Holz.
Proximal vom Kleinfingergrundgelenk, etwa am Ende des dortigen Knickes, der beim Schließen der Hand entsteht, auf der Grenze zwischen der mehr rosigen Farbe der Handfläche und dem mehr bleichen Handrücken.

YÜANN-Punkt: OANN-KOU=Dü 4, wie alle Quellpunkte Erde.
In der Grube, in welche der tastende Finger proximal vom Köpfchen des 5. Mittelhandknochens fällt, nicht ganz dorsal.

KING-Punkt: IANG-KOU=Dü 5, Feuer.
In der Höhlung unmittelbar distal des Processus styloideus des Cubitus im Handgelenkknick, am seitlichen Ende der dort sichtbaren Falte.

HO-Punkt: SIAO-RAE=Dü 8, Erde.
Den Cubitus bis zum Ellenbogen verfolgen. Am unteren Rande der Olecranon-Rinne.

5.3. Der Blasenmeridian. Wandelzustand: Wasser.
Der *TSING-Punkt* heißt TCHE-INN=Bl 67.
Wandelzustand im Meridian: Metall.
Er liegt etwa 2 mm proximal und etwas lateral vom lateralen Nagelbettwinkel der kleinen Zehe, manchmal auch etwas näher zu diesem hin.
YONG-Punkt: TRONG-KOU=Bl 66, Wasser.
An der Fußaußenseite, unmittelbar distal des Kleinzehengrundgelenkes, an der seitlichen Unterkannte der Zehe.
YÜ-Punkt: CHOU-KOU=Bl 65, Holz.
Unmittelbar proximal des Kleinzehengrundgelenkes, in der Höhe, in welcher die rosige Farbe der Fußsohle in das Bleiche des Fußrückens umschlägt.
YÜANN-Punkt: TSING-KOU=Bl 64, Quellpunkt und daher Erde.
Leicht proximal und unter dem Köpfchen des 5. Mittelfußknochens.
KING-Punkt: KROUN-LOUN=Bl 60, Feuer.
Etwas oberhalb Calcaneus-Oberkante, zwischen Malleolus externus und Tendo Achillae, in der dort sichtbaren Eindellung.
HO-Punkt: OE-TCHONG=Bl 54, Erde.
In der Mitte der Kniegelenks-Knickfalte.

5.4. Nierenmeridian. Wandelzustand: Wasser.
Der *TSING-Punkt* heißt IONG-TS'IUANN=N 1.
Wandelzustand im Meridian: Holz.
Läßt man den Patienten die Zehen maximal beugen, so bildet sich unter der Fußsohle eine Zelt-ähnliche Zeichnung, deren Spitze zehenwärts zeigt. Darin ist der Punkt als Vertiefung erkennbar.
YONG-Punkt: JENN-KOU=N 2, Feuer.
Fußinnenseite. Untere Hinterkante des Kahnbeinvorsprunges.
YÜ-Punkt: TRAE-TSRI=N 3, Erde.
1 Querfinger hinter dem inneren Knöchel in Höhe der höchsten Stelle des Knöchels.
YÜANN-Punkt: Mit dem YÜ-Punkt identisch.
KING-Punkt: FOU-LEOU=N 7, Metall.
3-4 Querfinger über dem inneren Knöchel, 1 Querfinger hinter Tibia-Hinterkante auf der Soleussehne. Der Punkt liegt in unmittelbarer Nähe des durch seine Schmerzhaftigkeit meist leicht zu findenden MP 6, und zwar etwa einen Querfinger hinter diesem und leicht darunter.
HO-Punkt: INN-KOU=N 10, Wasser.
An der Innenseite des Knies. Bei maximal gebeugtem Knie 2 Querfinger über

dem Ende der Knickfalte in der Vertiefung unter der inneren Condyle femoralis.

5.5. Meridian Kreislauf-Sexus. Wandelzustand: Feuer.

Der *TSING-Punkt* heißt TCHONG-TCHRONG=KS 9.
Wandelzustand im Meridian: Holz.
2 mm hinter dem daumenseitigen Nagelbettwinkel des Mittelfingers
YONG-Punkt: LAO-KONG=KS 8, Feuer.
Innere Handfläche, zwischen dem dritten und vierten Os metacarpale, in Höhe der Mitte des dritten Mittelhandknochens.
YÜ-Punkt: TA-LING=KS 7, Erde.
In der Mitte der am dichtesten zur Hand liegenden Gelenkknickfurche, dicht an der Berührungsstelle Kahnbein-Mondbein.
YÜANN-Punkt: Identisch mit dem YÜ-Punkt.
KING-Punkt: TSIENN-CHE=KS 5, Metall.
Mitten auf der Volarfläche des Unterarmes, 4 Querfinger über der Handgelenksknickfurche. (1 QF proximal von KS 6).
HO-Punkt: TS'IOU-TSRE=KS 3, Wasser.
Etwa Mitte der Ellenbogenknickfurche am medialen Rande der Biceps-Sehne (Hand in Supination).

5.6. Meridian Drei Erwärmer. Wandelzustand: Feuer.

Der *TSING-Punkt* heißt KOANN-TCHRONG=DE 1.
Wandelzustand im Meridian: Metall.
Er liegt 2 mm hinter dem kleinfingerseitigen Nagelbettwinkel des Ringfingers.
YONG-Punkt: KE-MENN=DE 2, Wasser.
Bei geschlossener Faust zwischen dem 4. und 5. Finger-Grundgelenk leicht distal der Linie, die die höchsten Stellen dieser Grundgelenke verbindet.
YÜ-Punkt: TCHONG-TCHOU=DE 3, Holz.
Im proximalen Winkel zwischen 4. und 5. Mittelhandknochen, etwas näher zum 4. liegend.

YÜANN-Punkt: IANG-TCHRE=DE 4, wie alle Quellpunkte: Erde.
Auf dem Handrücken. Leicht lateral der Verbindung des 4. Mittelhandknochens mit dem Hakenbein findet man eine Vertiefung, in der der Punkt liegt. (Hand etwas dorsal beugen lassen).
KING-Punkt: TCHE-KEOU=DE 6, Feuer.
4 Querfinger über der Cubital-Apophyse am radialen Rande des Cubitus.
HO-Punkt: TIENN-TSING=DE 10, Erde.
Bei gebeugtem Arm findet man etwa einen Querfinger proximal der Olecranon-Mitte eine durch die erschlaffte Triceps-Sehne tastbare Vertiefung. Hierin liegt der Punkt.

5.7. Gallenblasenmeridian. Wandelzustand: Holz.
Der *TSING-Punkt* heißt TSIAO-INN=Gbl 44.
Wandelzustand im Meridian: Metall.
Er liegt knapp hinter dem äußeren Nagelbettwinkel der 4. Zehe.
YONG-Punkt: SIE-TSRI=Gbl 43, Wasser.
Am Ende des Interdigitalraumes zwischen der 4. und 5. Zehe. (Nadel etwas zur 4. Zehe geneigt).
YÜ-Punkt: LINN-TSRI=Gbl 41, Holz.
Im proximalen Winkel zwischen 4. und 5. Mittelfußknochen.
YÜANN-Punkt: TSIOU-SIU=Gbl 40, wie alle Quellpunkte: Erde.
Fußaußenseite, vor und unter dem äußeren Knöchel im Calcaneo-Cuboid-Gelenk, etwa 1 1/2 Querfinger vom Knöchel entfernt.
KING-Punkt: IANG-FOU=Gbl 38, Feuer.
Eine Hand breit über dem äußeren Knöchel an Wadenbeinvorderkante. (Präziser: Auf dem 4./14 der Entfernung äußerer Knöchel – vorderer Schienbeinhöcker an Wadenbeinvorderkante).
HO-Punkt: IANG-LING-TS'IUANN=Gbl 34, Erde.
Legt man an den äußeren Rand des Wadenbeinköpfchens eine Tangente parallel zum Wadenbein und senkrecht dazu eine Tangente an den unteren Rand des Wadenbeinköpfchens, so befindet sich der Punkt zwischen Wadenbeinköpfchen und Schnittpunkt der Tangenten.

5.8. Lebermeridian. Wandelzustand: Holz.
Der *TSING-Punkt* heißt TAA-TOUN=Le 1.
Wandelzustand im Meridian: Holz.
Er liegt 2 mm hinter dem lateralen Nagelbettwinkel der großen Zehe.
YONG-Punkt: SING-TSIENN=Le 2, Feuer.
Am Ende des Interdigitalspaltes zwischen der 1. und 2. Zehe, Stichrichtung leicht zum Großzehengrundgelenk geneigt.
YÜ-Punkt: TRAE-TCHRONG=Le 3, Erde.
Im proximalen Winkel zwischen 1. und 2. Mittelfußknochen.
YÜANN-Punkt: Mit dem YÜ-Punkt identisch.
KING-Punkt: TCHONG-FONG=Le 4, Metall.
Fußrücken, über dem Gelenk Talus-Os naviculare, zwischen den Sehnen des M. tibialis anterior und des Großzehenstreckers.
HO-Punkt: TSIOU-TS'IUANN=Le 9, Wasser.
Knie, Innenseite. Bei maximal gebeugtem Knie am medialen Ende der Knickfalte.

5.9. Lungenmeridian. Wandelzustand: Metall.
Der *TSING-Punkt* heißt CHAO-CHANG=Lu 11.
Wandelzustand im Meridian: Holz.

Er liegt etwa 2mm hinter dem Nagelbettwinkel der Zeigefingerseite des Daumens.

YONG-Punkt: IU-TSI=Lu 10, Feuer.

Handinnenfläche, in einer kleinen Vertiefung, die man zeigefingerseitig dicht proximal des Daumengrundgelenkes palpiert.

YÜ-Punkt: TRAE-IUANN=Lu 9, Erde.

Am daumenseitigen Ende der inneren Handgelenksknickfurche in der dort über der Radialisarterie tastbaren Höhlung.

YÜANN-Punkt: Mit dem YÜ-Punkt identisch.

KING-Punkt: TSING-TSIU=Lu 8, Metall.

Auf der Radialis-Apophyse, über der Radialisrinne.

HO-Punkt: TCHRE-TSRE=Lu 5, Wasser.

Mitten in der Knickfurche der Ellenbeuge am lateralen Rande des Biceps-Sehne (Hand in Supination).

5.10. Dickdarmmeridian. Wandelzustand: Metall.

Der *TSING-Punkt* heißt CHANG-INNG=Di 1.

Sein Wandelzustand im Meridian: Metall.

Er liegt 2 mm hinter dem daumenseitigen Nagelbettwinkel des Zeigefingers.

YONG-Punkt: EL-TSIENN=Di 2, Wasser.

Unmittelbar distal vom Zeigefingergrundgelenk, bei geschlossener Faust am Ende der Zeigefingergelenksknickfalte.

YÜ-Punkt: SANN-TSIENN=Di 3, Holz.

Proximal des Zeigefingergrundgelenkes tastet man an dessen Daumenseite eine Vertiefung. Darin liegt der Punkt.

YÜANN-Punkt: RO-KOU=Di 4, wie alle Quellpunkte: Erde.

Im Proximalen Winkel zwischen 1. und 2. Mittelhandknochen, mehr dem Köpfchen des 2. os metacarpale genähert.

KING-Punkt: IANG-TSRI=Di 5, Feuer.

Handrücken. Bei gespreiztem und nach oben gestrecktem Daumen findet man vor der Speiche über dem Kahnbein eine Vertiefung (anatomische Tabatière), in welcher der Punkt liegt.

HO-Punkt: TSIOU-TCHRE=Di 11, Erde.

Er liegt bei maximal gebeugtem Unterarm am Ende der äußeren Ellenbogengelenksknickfalte.

5.11. Magenmeridian. Wandelzustand: Erde.

Sein *TSING-Punkt* heißt LI-TOE=M 45.

Wandelzustand im Meridian: Metall.

Lage: 1-2 mm hinter dem lateralen Nagelbettwinkel der 2. Zehe.

YONG-Punkt: NEI-TING=M 44, Wasser.

Zwischen der 2. und 3. Zehe, am distalen Rand des Grundgelenkes der 2. Zehe.

YÜ-Punkt: SIENN-KOU=M 43, Holz.
Im proximalen Winkel zwischen 2. und 3. Mittelfußknochen, eher etwas näher zum Köpfchen des 2.
YÜANN-Punkt: TCHRONG-IANG=M 42, wie alle Quellpunkte: Erde.
Etwas schwierig zu finden: Auf dem Fußrücken, wo die Trennungslinie zwischen 2. und 3. Keilbein das Kahnbein trifft. Zwischen den Sehnen des Großzehenstreckers und des gemeinsamen Zehenstreckers.
KING-Punkt: TSIE-TSRI=M 41, Feuer.
Fußrücken, Fußgelenk. In der Vertiefung Mitte Unterkante Tibia, über der Kahnbein-Würfelbein-Verbindung.
HO-Punkt: SANN-LI-Bein=M 36, Erde.
Der Punkt wird von verschiedenen Autoren etwas verschieden angegeben. Mir hat sich die Lokalisation nach G. S. de MORANT am nützlichsten erwiesen: Knie, Außenseite, 2 Querfinger unter der lateralen Tibicondyle und 2 Querfinger von der Tibia entfernt.

5.12. Milz-Pankreas-Meridian. Wandelzustand: Erde.
Der *TSING-Punkt* heißt INN-PO=MP 1.
Sein Wandelzustand im Meridian: Holz.
2 mm proximal vom medianen Nagelbettwinkel der großen Zehe.

YONG-Punkt: TA-TOU=MP 2, Feuer.
Unmittelbar distal vom Großzehengrundgelenk an der Fußinnenseite in der Höhe, in der die rosige Farbe der Fußsohle in das Bleiche des Fußrückens übergeht.
YÜ-Punkt: TRAE-PO=MP 3, Erde.
Unmittelbar proximal vom Großzehengrundgelenk in der Vertiefung unter und hinter dem distalen Köpfchen des 1. Mittelfußknochens.
YÜANN-Punkt: Mit dem YÜ-Punkt identisch.
KING-Punkt: CHANG-TSIOU=MP 5, Metall.
Fußinnenseite, Oberkante Kahnbein, in dem Winkel, den dieses mit der Sehne des M. tibialis anterior bildet. Gut 2 Querfinger vor dem Malleolus medialis.
HO-Punkt: INN-LING-TS'IUANN=MP 9, Wasser.
Innere Knieseite, in Höhe der Unterkante des vorderen Schienbeinhöckers an Schienbeinhinterkante. Der Punkt weist sich meist durch seine Algetik aus und ist daher leicht zu finden.

6. Tabelle der 66 antiken Punkte
Diese Tabelle möge die gegenseitige Zuordnung und Bestimmung von Schranken, Elementen und Punkten zur »Koann-fa-Methode« erleichtern.

Element der Schranke	Fu=Yang-Meridiane						Schranke (Koann)	Tsang=Yin-Meridiane						Element der Schranke
	DE	M	Di	Bl	Gbl	Dü		KS	MP	Lu	N	LE	H	
Metall	1	45	1	67	44	1	TSING	9	1	11	1	1	9	Holz
Wasser	2	44	2	66	43	2	YONG	8	2	10	2	2	8	Feuer
Holz	3	43	3	65	41	3	YÜ	7	3	9	3	3	7	Erde
	4	42	4	64	40	4	YÜANN	7	3	9	3	3	7	
Feuer	6	41	5	60	38	5	KING	5	5	8	7	4	4	Metall
Erde	10	36	11	54	34	8	HO	3	9	5	10	9	3	Wasser
	Feuer	Erde	Metall	Wasser	Holz	Feuer		Feuer	Erde	Metall	Wasser	Holz	Feuer	
	Element des Meridians							Element des Meridians						

7. Wandelzustände (Elemente) und ihre Entsprechungen

		Holz	Feuer	Erde	Metall	Wasser
Menschliche Entsprechnungen	Jahreszeiten	Frühling	Sommer	Spätsommer	Herbst	Winter
	Evolutionsphasen	Werden	Heranreifen	Reif sein Frucht bringen	Rückbildung	Stillstand
	Farben	grün	rot	gelb	weiß	schwarz
	Geschmack	sauer	bitter	süß	scharf	salzig
	Energien	Wind	Hitze	Feuchtigkeit	Trockenheit	Kälte/Nässe
Allgemeine, natürliche Entsprechungen	Ts'ang*)	Leber	Herz	Milz (Pankreas)	Lungen	Nieren
	Fu**)	Galle	Dünndarm	Magen	Dickdarm	Blase
	Gewebe	Muskeln	Gefäße	Subcutis	Haut u. Haare	Knochen
	Sinnesorgane	Augen	Zunge	Mund	Nase	Ohren
	Gefühle	Zorn	Freude	Besorgnis	Traurigkeit	Angst

*) Ts'ang=»Organe« (Yin-Organe)
**) Fu=»Eingeweide«, Hohlorgane (Yang-Organe)

8. Therapeutische Überlegungen*)

Dem Adepten der Akupunktur muß man immer wieder in Erinnerung rufen, daß es niemals beim bloßen Behandeln nach Krankheitssymptomen bleiben darf. Gern wende ich immer ein chinesisches Bild an, welches den Gesundheitszustand einer Pflanze vergleicht. Wie diese hat der jeweilige Zustand des Patienten einen *unsichtbaren, aber höchst wichtigen Teil,* den wir, dem Bilde folgend, die Wurzel nennen. Demgegenüber steht der *jedermann sichtbare Anteil* der Pflanze: Blätter, Blüten, Zweige, was wir zusammenfassend als Zweigwerk bezeichnen. Erstere, die unsichtbare Wurzel des Gesundheits-

*)»Koann-fa«-Technik

zustandes, ist das Geschehen im Energiehaushalt des Individuums, d. h. entweder die gleichmäßig und ausgewogen erfolgende Durchströmung der Meridiane mit der »Lebensenergie« beim Gesunden, resp. gestörter Durchströmung beim Kranken. Letzteres, das sichtbare Zweigwerk, ist die Symptomatik des Geschehens, die Summe aller fühl-, sicht- oder meßbaren Anzeigen von Gesundheit oder Krankheit. Daraus folgt:

Jede gewissenhafte Akupunkturbehandlung hat als Grundlage die *Behandlung der Wurzel:* Hierunter fallen alle Maßnahmen, die zum Ausgleich von Störungen getroffen werden, welche die Pulse anzeigen. (Oder, wo Pulsdiagnose nicht durchführbar, der Akabane-Test resp. Messungen etc., die auf Aufdeckung der energetischen Verhältnisse abzielen). Erst dann schließt sich die *Behandlung des Zweigwerkes* an: Hierunter fallen alle Maßnahmen, die von den für die vorliegende Symptomatik angegebenen Möglichkeiten vernünftigerweise ausgewählt werden.

Der Umgang mit der Lehre von den fünf Wandelzuständen (5-Elemente-Lehre) ist essentiell *Behandlung der Wurzel,* geht aber bisweilen von der Wurzel her auch indirekt auf die Zweige ein. In jedem Falle gilt:

1. Die Auswahl des zu behandelnden Meridians resp. der Meridiane wird nach energetischen Überlegungen getroffen. (i. e. Pulsdiagnose).
2. Die Auswahl der die Punkte auf den Meridianen anzeigenden Schranken kann getroffen werden
   a) nach der Jahreszeit,
   b) nach dem Krankheitscharakter,
   d) nach dem Wandelzustand (=Elementarcharakter) eines betroffenen Organs.

Auswahl der Meridiane

Es wird vorausgesetzt, daß der Leser die Beurteilung der Energiezustände in den Meridianen kennt. Vgl. beispielsweise das Kapitel »Pulsdiagnose« in der einschlägigen Literatur.

Auswahl der Schranken*)

a) Nach der Jahreszeit.

Dem Frühling	entspricht die Schranke Tsing	mit ihren Punkten
Dem Sommer	entspricht die Schranke Yong	mit ihren Punkten
Dem Spätsommer	entspricht die Schranke Yü	mit ihren Punkten
dem Herbst	entspricht die Schranke King	mit ihren Punkten
Dem Winter	entspricht die Schranke Ho	mit ihren Punkten

Die Schranke Yüann mit den durch sie auf den Meridianen dargestellten Punkten wird ganz allgemein bei nicht ausreichender Energiezirkulation ge-

---

*)Diese Methode heißt chinesisch »KOANN-FA«

stochen, und zwar entweder einzeln auf eben diese Indikation hin, oder aber zusammen mit einer nach obiger Aufstellung ausgewählten anderen Schranke.

Die Behandlung nach den Jahreszeiten ist *unspezifisch* und zielt auf den Energieausgleich und nichts als den Energieausgleich in einer gegebenen Jahreszeit ab. Es ist selbstverständlich, daß die Jahreszeit nicht ausschließlich nach dem Kalender allein gewählt wird, sondern auch nach Witterungsmerkmalen und dem Verhalten der Natur.

Beispiel: Ein Patient habe eine beliebige chronische Krankheit. Er kommt im Winter zu uns und hat einen leeren Leberpuls, der Magenpuls ist gleichzeitig voll. Zu wählen ist die Schranke »Ho« (siehe oben). Es ist also der Ho-Punkt des Lebermeridians zu tonisieren und der Ho-Punkt des Magenmeridians zu sedieren. Aus der angegebenen Liste der »66 antiken Punkte« entnehmen wir

Der Ho-Punkt des Lebermeridians ist Tsiou-Ts'iuann=Le 9,

den wir 5-15 Minuten mit Gold tonisieren.

Der Ho-Punkt des Magenmeridians ist Sann-Li-Bein=M 36,

den wir 30-120 sec mit Silber sedieren.

Damit ist lege artis behandelt.

Zeigt nun derselbe Patient Anzeichen »stockender Energie«, so ist zusätzlich Yüann auf dem Leber- und Magenmeridian zu stechen. Wir finden die Punkte Traé-tchrong=Le 3 und Tchrong-iang=M 42.

b) Nach dem Krankheitscharakter.

Ist die Auswahl nach der Jahreszeit *unspezifisch,* wie oben dargetan, so nähert sich die Auswahl nach dem Krankheitscharakter mehr der spezifischen Behandlung. Nach diesem Modus gewählte Schranken brauchen der Jahreszeit nicht gleichzeitig zu entsprechen. Die Schrankenwahl nach dem Krankheitscharakter hat, wo dieser ausgeprägt nach unten stehenden Angaben vorhanden ist, den Vorzug vor der nach Jahreszeit.

Tsing ist zu wählen bei allen Krankheiten, die den Aspekt des Überschusses bieten: Völle, Plethora, Druck, auch krampfhafte Kontrakturen.

Yong bei »hitzigen« Erkrankungen.

Yü soll gewählt werden bei Erkrankungen, die durch ein allgemeines Schwere- und Steifheitsgefühl, auch Gelenkbeschwerden angezeigt werden.

King entspricht den Erkrankungen mit Atemnot und Husten, auch den Krankheiten mit abwechselnd (Schüttel) Frost und Fieber. Aufstoßen und Durchfall nur, wenn eines der vorstehenden Symptome gleichzeitig vorhanden.

Ho wird bei allen Mangelzuständen und Schwächen gestochen. Hierbei findet man auch Aufstoßen und Durchfall ohne die bei King erwähnten Symptome.

Yüann bei allen Funktionsschwächen infolge Mangels an Energiezirkulation (Energiestauung) in den Meridianen. Eventuell auch mit einer der obigen Schranken zusammen anzuwenden.

Beispiel: Ein »Galle-Patient« klagt über Völle und Druck im Bauchraume, hat manchmal Koliken (keine akute bei der Konsultation, diese müßte »nach den Symptomen« behandelt werden). Sein Galle-Puls sowie Magenpuls seien »Yang«. – Es liegt ein klarer Fall für die Anwendung der *Tsing*-Schranke vor. Tsing-Punkte auf Gallen- und Magenmeridian sind

Tsiao-inn=Gbl 44 und Li-Toé=M 45.

Beide zu dispersieren.

Natürlich können ggf. auch die Yüann-Punkte hinzugesetzt werden. (Tsiou-siu =Gbl 40 und Tchrong-iang=M 42).

c) Nach dem Wandelzustand (»Elemente«-Charakter) eines betroffenen Organs. Führen Überlegungen über das Krankheitsgeschehen dazu, den »Sitz« des Übels in einem Organ (oder bestimmten Meridian) anzunehmen, so wird im hier besprochenen System, das man auch als den Umgang mit den 66 antiken Punkten bezeichnen kann, wie folgt verfahren:

I. Den Wandelzustand (das »Element«) des Organs (Meridians) wie bekannt und unter »Zuordnung der Meridiane zu den Wandelzuständen« beschrieben.

II. In dem in Frage kommenden Meridian den zur Schranke seines eigenen Charakters gehörigen Punkt entweder nach Pulsindikation mit Gold- oder Silbernadel anstechen, (d. h. im Lebermeridian, der zum »Holz« gehört, den auch zum »Holz« gehörigen Punkt Ta-toun=Le 1, oder in dem zum »Wasser« gehörigen Blasenmeridian z. B. den »Wasser«-punkt Trong-kou=Bl 66 usw. usf.) oder ggf. den Punkt, – bei unauffälligem Puls aber klarer Indikation-, neutral in Stahl stechen.

III. Den einmal nach dem Organ (Meridian) gewählten Wandelzustand beibehalten und auf den sonst durch Puls angezeigten Meridianen die Schranken nach eben diesem Wandelzustand wählen.

IV. Vom behandelten Organ (Meridian) aus betrachtet die »krankmachende« Energierichtung über die Diagonale des Fünfecks blockieren, indem man den Meridian, auf den diese Diagonale weist, in der einmal gewählten Schranke ansticht. (Stahlnadel genügt.)

Beispiel: Ein Patient, von dem wir wissen, daß er an Gallenwegsbeschwerden leidet, kommt mit Bauchbeschwerden und zeigt einen harten Gallen-Puls, der Leberpuls sei klein und der des dreifachen Erwärmers groß. Wir resümieren:

I. Der Gallenmeridian gehört zum »Holz«. Folglich werden wir in allen zu behandelnden Meridianen nur »Holz« anstechen.

II. Der »Holz«-Punkt im Gbl-Meridian selbst heißt Linn-tsri=Gbl 41. Er wird wegen des harten Pulses in Silber gestochen. (Evtl. Pulsantwort kontrollieren).

III. Auf den kleinen Leberpuls antworten wir, indem wir den »Holz«-Punkt des Lebermeridians Ta-toun=Le 1 in Gold stechen, der große DE-Puls verlangt den »Holz«-Punkt dieses Meridians Tchong-tchou=DE 3 in Silber.

IV. Um das aggressive Abweichen der Energie vom Gbl-Meridian zu unterbinden, stellen wir fest, daß von ihm aus die »krankmachende« Diagonale zum Magenmeridian führt. (Siehe Schaubild unter »Zuordnung der Meridiane zu den Wandelzuständen«.) Der »Holz«-Punkt des Magenmeridians Sienn-kou=M 43 ist vorsorglich mit der Stahlnadel anzustechen.

Diese Darstellung sollte klar genug sein. Hätte es sich um den Nierenmeridian gehandelt, so hätte man für die ganze Operation beispielsweise die »Wasserschranken« benutzt und wäre auf dem Nierenmeridian vom Punkte »Wasser im Wasser«=Inn-Kou=N 10 ausgegangen.

Eine recht interessante Kombinationsmöglichkeit der Punkte innerhalb der vorstehend unter »Auswahl der Schranken« a–c, jeweils aufgeführten modi operandi bietet die *Mutter-Kind-Regel* die in einem abschließenden Beitrag zu dem uns hier interessierenden Thema behandelt werden soll.

Die »Mutter-Kind«-Regel

Diese Regel sollte uns aus der Akupunkturlehre bereits außerhalb der hier abgehandelten »Fünf Wandelzustände« bekannt sein. Sie fußt auf der Vorstellung, daß, dem bekannten Energiekreislauf durch die zwölf Meridiane folgend, ein symbolisch gemeintes »Verwandtschaftsverhältnis« besteht: Ein Meridian ist die »Mutter« des auf ihn im Energiekreislauf folgenden, weil er seine Energie an ihn abgibt, während dieser wiederum das »Kind« des ihm vorausgehenden ist, weil er von ihm seine Energie bekommt. So wird es verständlich, daß die Stärkung der »Mutter« eines Meridians ihm auch mehr Energie zufließen lassen kann, während die Stärkung seines »Kindes« von ihm mehr Energie fordert, ihn also sediert. Umgekehrt wird die Schwächung der »Mutter« eines Meridians ihm weniger Energie von dieser Seite zur Verfügung stellen, während die Schwächung seines »Kindes« von ihm weniger Energie verlangt, ihn also tonisiert. Daraus folgt zwanglos die bekannte Regel:

Man tonisiert einen Meridian indirekt, indem man den ihm vorausgehenden tonisiert und den ihm nachfolgenden sediert.

Man sediert einen Meridian indirekt, indem man den ihm vorausgehenden sediert und den ihm nachfolgenden tonisiert.

Diese Vorstellung wird noch instruktiver, wenn man den Energiefluß einem Kanalsystem vergleicht, dessen einzelne Abschnitte man durch Öffnen und Schließen von Schiebern mehr oder weniger stark füllen kann, um den Flüssigkeitsstrom zu regulieren. So wird ein solcher Abschnitt besser gefüllt, wenn man den Schieber zu dem ihm vorausgehenden öffnet und/oder den Schieber zu dem ihm nachfolgenden drosselt. U. s. f.

50

Die gleiche Vorstellung gilt auch innerhalb der »fünf Wandelzustände«: Das Feuer wird als die Mutter der Erde angesehen, während diese sein Kind ist. Die Erde ist die Mutter des Metalls, das Metall aber ist das Kind der Erde usw. usf. Dabei ist aber stets zu beachten, daß der erste Umlauf durch die Wandlungen nur und ausschließlich den Yang-Meridianen folgt, worauf die Yin-Meridiane im zweiten Umlauf die fünf Elementarzustände durchwandeln, was sich ständig wiederholt (Vgl. hierzu den Abschnitt »Normaler und anormaler Wandel der Energie«.).

Wenden wir das oben Gesagte nun innerhalb eines Meridians auf die Punkte Tsing, Yong, Yü, King, Ho an, so begreifen wir, warum ein Tonisierungspunkt ein Tonisierungspunkt sein muß und ein Sedativpunkt eben ein Sedativpunkt. Greifen wir als Beispiel einen beliebigen Meridian heraus, sagen wir den Lungenmeridian, um dieses zu illustrieren. Als Überlegungsfigur dient uns wiederum das Fünfeck, wie bereits im ersten Teil meiner Abhandlung unter dem Abschnitt IV. Zuordnung der 66 antiken Punkte zu den fünf Wandelzuständen. Für den Lungenmeridian sieht diese Figur wie folgt aus:

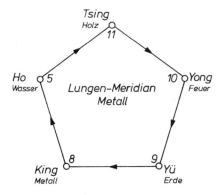

Der Lungenmeridian selbst hat den Wandelzustand *Metall*. In sich selbst repräsentiert der Metallpunkt King = Tsing-tsiu = Lu 8 das »Metall im Metall«. Seine Mutter, die ihn stärken kann, ist der ihm in den Wandelzuständen vorausgehende Punkt Yü = Lu 9, *der folglich der Tonisierungspunkt ist.* Sein Kind, das ihn schwächen kann, ist der ihm in den Wandelzuständen nachfolgende Punkt Ho = Lu 5, *der folglich der Sedativpunkt sein muß.*
Diese Überlegung läßt sich für jeden beliebigen Meridian anstellen. Als diesen Gedanken abschließendes Beispiel, jetzt der Meridian

Dreifacher Erwärmer. Wandelzustand : Feuer.

Tsing	Metall	DE 1
Yong	Wasser	DE 2

Yü	Holz	DE 3	**Tonisierungspunkt**
King	Feuer	DE 6	»Feuerpunkt im Feuermeridian«
Ho	Erde	DE 10	**Sedativpunkt.**

Diese Liste zeigt ebenso wie die Figur, die man nach ihr zeichnen könnte, daß dem »Feuer im Feuer« = DE 6 seine Mutter Yü vorangeht und folglich Tonisierungspunkt sein muß, während sein Kind Ho ihn sediert.

Damit haben wir gezeigt, daß *auch in der herkömmlichen Akupunktur,* die sich des bekannten Energielaufes bedient und diesen mit Standardpunkten manipuliert, Denkelemente der Lehre von den fünf Wandelzuständen nachweisbar sind, und dieses eben deshalb, weil das ganze Gebäude der Akupunktur ein homogenes Gesamtbild bietet.

Verlassen wir diese mehr prinzipiellen Überlegungen und wenden wir uns dem Teilgebiet der Akupunkturlehre wieder zu, welches Gegenstand meiner Darlegungen ist, dem Umgang mit den fünf Wandelzuständen unter therapeutischen Aspekten. Und diese Aspekte erweitern wir nunmehr um die für unsere Zwecke gültige

Mutter-Kind-Regel:

Der Energiezustand eines Meridians wird indirekt tonisiert, indem man den ihm in den Wandelzuständen vorangehenden tonisiert und den ihm in den Wandelzuständen nachfolgenden sediert.
Man sediert einen Meridian indirekt, indem man den ihm in den Wandelzuständen vorangehenden sediert und den auf seinen Wandelzustand folgenden tonisiert.

Die Wahl der dabei zu benutzenden Punkte richtet sich nach den unter »Auswahl der Schranken« besprochenen Prinzipien, nämlich

entweder nach der Jahreszeit
oder nach dem Krankheitscharakter
oder nach dem Wandelzustand eines betroffenen Organs (Meridians).

Die Wahl der (oder des) zu behandelnden Meridiane(s) richtet sich vorzugsweise nach der Pulsdiagnose oder ähnlichen Methoden, kann aber auch, – im Falle, daß die Pulse keinen bestimmten Meridian resp. Meridiane verlangen –, nach den Leitsymptomen der Meridianvölle oder -leere gewählt werden.

Es ergeben sich aus dem bisher Gesagten zahlreiche Kombinationsvarianten, die wir an einigen Beispielen illustrieren wollen:

1. Es soll als einfachstes Beispiel die indirekte Tonisierung des Herzmeridians gezeigt werden, auf welchen die Beschwerden des Patienten, der chronisch herzkrank sein möge, hinweisen. Pulse wenig ausdrucksvoll. Der Patient komme im Herbst zu uns, und wir entschließen uns, die »Schranken« und

damit die Meridianpunkte nach der Jahreszeit zu wählen; der Herbst entspricht der Schranke King. Es sind also auf den zu wählenden Meridianen die Kingpunkte zu stechen. Da der Herzmeridian tonisiert werden soll, richtet sich die Wahl der zu behandelnden Meridiane nach der Mutter und dem Kind des Herzens, beide wohlgemerkt im Sinne der Aufeinanderfolge der Wandelzustände. Dem Herzen (Feuer) voraus geht der Lebermeridian (Holz), während ihm der Milz-Pankreas-Meridian (Erde) folgt. (Siehe hierzu »Zuordnung der Meridiane zu den Wandelzuständen«). Das Problem ist also gelöst, wen man »King« der Leber tonisierend in Gold sticht und »King« von Milz-Pankreas sedierend in Silber.
Mithin: LoTchong-fong = Le 4 tonisieren und Chang-tsiou = MP 5 sedieren.*)

2. Man kann auch geradezu durch die Pulse auf die Mutter-Kind-Regel kommen, wie im folgenden Beispiel aufgeführt: Bei sonst unauffälligen Pulsen seien bei einem Patienten der DE-Puls zu schwach, der M-Puls ebenso, während der Di-Puls zu groß sei. Statt nun in allen drei Meridianen die Tonisierungs- resp. Sedativpunkte zu stechen resümieren wir: Alle drei Meridiane, auf die die Pulse hinweisen, folgen aufeinander im Sinne der Wandelzustände. Wenn wir also DE, die Mutter des M, tonisieren, wird letzterer ohnehin indirekt tonisiert, was durch die Sedation von Di noch im gleichen Sinne vervollständigt wird. Am M-Meridian braucht also nicht interveniert zu werden. Der Patient zeige Symptome von »Magenschwäche«, etwa im Sinne der Dyspepsie, was uns die Ho-Schranke wählen läßt. (Vgl. Therapeutische Überlegungen, ad 2 »Auswahl der Schranken« unter b »nach dem Krankheitscharakter«). Ho des DE ist der Punkt Tienntsing = De 10; obwohl Sedativpunkt des DE ist er in dem hier gültigen und reiflich überlegten System zu tonisieren, und wird auch tonisierend wirken (denn wir begeben uns nicht außerhalb der Lehre von den fünf Wandelzuständen). Ho des Di-Meridians ist Tsiou-tchre = Di 11 und ist in diesem Beispiel zu sedieren.

3. Ein Beispiel, in welchem nach der Mutter-Kind-Regel vorgegangen wird und die Punkt-(Schranken-)wahl »nach dem Wandelzustand eines betroffenen Organs« erfolgt, ist das folgende: Ein Patient habe Hautjucken und großes Ruhebedürfnis bei kleinem N-Puls, ebenso schwachem Le-Puls und vollem H-Puls. Es bietet sich förmlich an, N zu tonisieren und H zu sedieren; da Puls und Symptome auf eine Leere des Lebermeridians hinweisen, sind der »Holz-«Natur dieses Organs entsprechend, die »Holz«-punkte von N und H für die Behandlung zu wählen. Im Nierenmeridian entspricht Holz der Tsing-Schranke, wozu der Punkt Iong-ts'iuann = N 1 gehört, der zu tonisieren ist. Im Herzmeridian entspricht Holz gleichfalls Tsing, wozu

---

*) Dieses Vorgehen enthebt uns nicht der Pflicht, an die eventuell Glykosid-Bedürftigkeit des Herzens zu denken.

Chao-tchrong = H 9 gehört und in unserem Falle sediert wird. Um noch ein Übriges zu tun, sollte man die »schädliche Energieabweichung« (Mann-Frau-Regel) über die Diagonale vom Le-Meridian zum MP-Meridian verhindern und prophylaktisch den Holz-Punkt im MP-Meridian = Inn-Po = MP 1 anstechen.

Die Beispiele könnte man noch systematisch vermehren. Ich bin aber der Meinung, hiermit gezeigt zu haben, wie die eingangs zu meinen »Therapeutischen Überlegungen« gezeigten modi operandi durch die Mutter-Kind-Regel wertvoll vervollständigt und bereichert werden können.

Im ganzen hoffe ich, die »Fünf Wandelzustände in der Akupunkturlehre« zwar kurz, jedoch soweit ausreichend dargestellt zu haben, daß sich dieser oder jener Akupunkteur für diesen Zweig der Akupunktur mit Nutzen interessieren könnte.

IV. WUNDERMERIDIANE *)

»Vaisseaux merveilleux« werden in der französischen Akupunkturlinie acht merkwürdige Gefäße resp. Linien genannt. Meridiane im eigentlichen Sinne sind diese Gefäße nicht, da sie nicht zum normalen Energiekreislauf der zwölf bekannten Meridiane gehören. Es scheint, daß die energetischen Verhältnisse auf diesen Linien sich durch »Nebenschluß« von den eigentlichen Meridianen her erklären lassen. Obwohl m. E. die beste Bezeichnung für diese Linien »wunderbare Gefäße« wäre, möchte ich im folgenden von »Wundermeridianen« sprechen, da diese Linien unter diesem Stichwort genannt zu werden pflegen und ich nichts anderes einführen will.

Die Punkte der Wundermeridiane existieren *alle* bereits auf den bekannten Meridianen und gehören auch zu diesen. Der Wundermeridian verbindet sie nur miteinander z. T. durch sekundäre Linien, wodurch eben diese Punkte aus der Gesamtheit aller Akupunkte herausgehoben werden.

Außer den Punkten, welche den Wundermeridian darstellen, gehört zu ihm je ein Befehlspunkt und zu diesem wiederum ein gekoppelter Punkt. Letzterer liegt nur in zwei Fällen auf dem wunderbaren Gefäß, sonst außerhalb desselben. Die Befehlspunkte und die mit ihnen »gekoppelten« bilden die Reihe der acht wunderbaren Punkte. Eine Übersicht über die Wundermeridiane und die wunderbaren Punkte folgt hier:

Wundermeridian	Befehlspunkt		Koppelungspunkt	
YANG-Gruppe				
TOU-MO	RÉOU-TSRI	3Dü	CHENN-MO	62Bl
IANG-OE	OAÉ-KOANN	5DE	LINN-TSRI	41Gbl
IANG-TSIAO-MO	CHENN-MO	62Bl	RÉOU-TSRI	3Dü
TAE-MO	LINN-TSRI	41Gbl	OAÉ-KOANN	5DE
INN-Gruppe				
JENN-MO	LIÉ-TSIUE	7Lu	TCHAO-RAÉ	6N
INN-OE	NEI-KOANN	6KS	KONG-SOUN	4MP
INN-TSIAO-MO	TCHAO-RAÉ	6N	LIÉ-TSIUE	7 Lu
TCHRONG-MO	KONG-SOUN	4MP	NEI-KOANN	6Ks

Wie später dargestellt werden wird, sind diese acht wunderbaren Punkte als Befehls- und Koppelungspunkte für die Behandlung unter Berücksichtigung der Wundermeridiane ausschlaggebend, ja man kann mit einiger Übertreibung sagen, daß sie fast wichtiger sind als die wunderbaren Gefäße überhaupt.

---

*) Heute auch »außerordentliche« oder »Extra-Meridiane« genannt. Ihr Gebrauch ist die »Pa-fa«-Technik.

Die Wundermeridiane bestehen aus folgenden Punkten, welche mit vollständiger Topographie hier aufgeführt werden:

1. TOU-MO

Befehlspunkt: REOU.TSRI 3Dü

Gekoppelter Punkt: CHENN-MO 62Bl

Von der Angabe der Topographie der Punkte wird abgesehen, da dieses wunderbare Gefäß mit dem bekannten Gouverneurgefäß identisch ist. Befehls- und Koppelungspunkt sind in jedem Buche über Akupunktur nachzulesen.

2. IANG-OÉ

Befehlspunkt: OAE-KOANN 5DE

Gekoppelter Punkt: LINN-TSRI 41 Gbl.

Die acht wunderbaren Punkte können bei S c h m i d t (Die Moderne Akupunktur) oder bei S t i e f v a t e r (Akupunktur als Neuraltherapie) auf den entsprechenden Meridianen gefunden werden, bis auf den LINN-TSRI. Dieser Punkt liegt im proximalen Winkel zwischen 4. und 5. Os metatarsale, etwas mehr zum 4. hin.

Die Punkte des Wundermeridians IANG-OÉ:

1. TSINN-MENN 63Bl, Fußaußenseite, über dem Calcaneo-Cuboidgelenk.
2. IANG-TSIAO 35GBl, Beinaußenseite, sechs Sechzehntel der Strecke Malleolus lateralis bis Kniegelenksspalte an Fibulahinterkante.
3. Je-IUE 24Gbl. Unter der sechsten Rippe, fünf tsroun von der ventralen Mittellinie entfernt.
4. NAO-IU 10 Dü. Unterkante Spina scapulae, 1/4 ihrer Länge von Akromeonspitze entfernt.
5. PI-NAO 14Di.Vordere Innenseite des Oberarmes, dicht unter der Schulter, unter dem Caput humeri.
6. TIENN-TSING 21Gbl. Trapeziuskante an der lateralen Halsseite. Der Punkt befindet sich hier in Höhe der Horizontalen durch Oberkante Schildknorpel.
7. TIENN-TSIAO 15DE. Schultermitte, auf Oberkante des M. trapezius.
8. FONG-TCHRE 20Gbl. Hinterkopf, Hals, auf dem Ansatz des M.trapezius, in Höhe der Horizontalen durch Unterkante Ohrläppchen, knapp 4 cm von der gedachten Senkrechten durch den am weitesten nach hinten herausstehenden Punkt des Hinterkopfes entfernt.
9. NAO-KRONG 19Gbl. Hinterkopf, seitlich, auf dem Knick, den die Sutura lamdoidea vom OS occipitale zum OS temporale macht, in dem zum Os parietale gehörigen Winkelteil dieses Knicks.
10. TCHRENG-LING 14Gbl. Etwa 3-4 Querfinger über der Oberkante Ohrmuschel, 2–3 Querfinger hinter Hinterkante Ohrmuschel, auf der Linea temporalis superior ossis parietalis.

11. TCHENG-ING 13Gbl. Auf der Linea temporalis superior ossis parietalis, an der Stelle, wo sie von der Senkrechten durch die Hinterkante Ohrmuschel geschnitten wird.
12. MOU-TCHRONG 12Gbls. Os frontale, wenige Millimeter unter der Linea temporalis superior, 1 Querfinger vor der Sutura coronalis.
13. LINN-TSRI 11Gbl. (Nicht mit dem gleichnamigen 41Gbl verwechseln.) Auf der Haargrenze, 3¹/₂ tsroun von der Schädelmittellinie entfernt.

Die Punkte 20 Gbl bis 11Gbl sind schwer zu lokalisieren und sollten nur gestochen werden, wenn sie palpationsempfindlich und somit leicht auffindbar sind.
14. IANG-PAE 10Gbl. Auf der Stirn, 1¹/₂ tsroun über der Augenbrauenmitte und 1¹/₂−2 tsroun von Stirnmitte entfernt.
15. PENN-CHENN 9Gbl. Etwa 1−2 cm seitlich vom LINN-TSRI 11 Gbl. (Siehe diesen.)
Die aufgeführten Punkte 1–15 des IANG-OE sind bilateral vorhanden. Die folgenden beiden Punkte sind nur je einmal vorhanden:
16. FONG-FOU 15GG. Unterkante des 1. Halswirbels. (Gleichzeitig Vereinigungspunkt von GG und Bl.)
17. IA-MENN 14GG. Unterkante Dornfortsatz des 2. Halswirbels.

3. IANG-TSIAO-MO

Befehlspunkt: CHENN-MO 62Bl.

Gekoppelter Punkt: REOU-TSRI 3Dü.

Die Punkte des Wundermeridians IANG-TSIAO-MO:

1. CHENN-MO 62Bl. 2 Querfinger gerade unter dem Malleolus fibularis, zwischen den Sehnen von M. peronaeus (fibularis) longus und brevis.
2. PROU-CHENN 61Bl. Knapp über dem hinteren, unteren Winkel des Fersenbeines.
3. IANG-FOU 38Gbl. ⁴/₁₄ der Entfernung Malleolus fibularis bis Tuberositas anterior tibiae, an Vorderkante Fibula.
4. TSIU-TSIAO 29Gbl. Dicht über der höchsten Stelle des Trochanter major, knapp 3 Querfinger über dem bekannten ROANN-TIAO 30Gbl.
5. TSIENN-IU 15Di. Vor und außerhalb des Gelenkes Akromion − Schlüsselbein, in der Höhlung, die sich beim Vorwärtshochheben des Armes bildet.
6. TSIU-KOU 16Di. Im äußeren Winkel der Spina scapulae, auf dem Gelenk, hinter dem Humeruskopf.
7. NAO-IU 10Dü. Der Punkt ist bereits als 4. des IANG-OE beschrieben worden.
8. TI-TSRANG 7M. Am äußersten Mundwinkel.

9. TSIU-TSIAO 6M. Ein tsroun von dem Punkte entfernt, in dem das obere Ende der Nasolabialfalte die Nase trifft und in Höhe dieses Punktes.
10. TCHRENG-TSRI 4M. In der Mitte der unteren Begrenzungslinie der Orbita.
11. TSING-MING 1Bl. Bei geschlossenem Auge am innersten Ende der Lidspalte (Richtung des Einstichs gegen die Nase).

4. TAÉ-MO

Befehlspunkt: LINN-TSRI 41GBl. (Lage des Punktes siehe IANG-OE, dort gekoppelter Punkt.)
Gekoppelter Punkt: OAE-KOANN 5DE.
Die Punkte des Wundermeridians TAE-MO:
1. TAE-MO 26Gbl. Hinterkante der höchsten, seitlichen Stelle der Crista iliaca.
2. OU-TCHROU 27. Gbl. Ein tsroun unter- und innerhalb der Spina iliaca anterior superior.
3. OE-TAO 28Gbl. Vor und unter der Unterkante der Crista iliaca.

5. JENN-MO

Befehlspunkt: LIE-TSIUE 7Lu.
Gekoppelter Punkt: TCHAO-RAE 6N.
Die Punkte des JENN-MO werden nicht angeführt, da das Gefäß mit dem Konzeptionsgefäß identisch ist, also in jedem Buche über Akupunktur angeführt ist.

6. INN-OÉ

Befehlspunkt: NEI-KOANN 6KS.
Gekoppelter Punkt: KONG-SOUN 4MP.
Die Punkte des Wundermeridians INN-OE:
1. TSO-PINN 9N. Bein, Innenseite, etwa 1 Querfinger unter der Halbierung der Linie Malleolus tibialis bis Tibia-Oberrand, an der Unterkante des M. gastrocnemius, wo dieser in die Sehne übergeht; zwischen Gastrocnemius und Soleus.
2. FOU-CHE 13MP. In Höhe der Horizontalen durch die Spina iliaca ant. sup. und ein tsroun medial von dieser.
3. TA-RONG 15MP. In Höhe der Horizontalen durch den Bauchnabel, senkrecht unter der tiefsten Stelle des Bogens unter der 10. Rippe.
4. FOU-NGAE 16MP. An Unterkante der 9. Rippe, 1 Querfinger lateral der tiefsten Stelle ihres Bogens.
5. TSRI-MENN 14Le. Im 5. ICR, 1–2 Querfinger lateral der Senkrechten durch die Brustwarze (Mamillarlinie).

6. TIENN-TROU 22KG. Zwischen den medialen Schlüsselbeinenden. (Also etwas über dem SIUANN-TSI, der in der Incisura jugularis liegt.)
7. LIENN-TS'IUANN 23KG. Halsmittellinie, an Oberkante Schildknorpel. Die Punkte 1–5 sind bilateral vorhanden, 6 und 7 aber nur je einmal auf der Mittellinie.

7. INN-TSIAO-MO

Befehlspunkt: TCHAO-RAE 6N.
Gekoppelter Punkt: LIE-TSIUE 7Lu.
Die Punkte des Wundermeridians INN-TSIAO-MO:
1. TCHAO-RAE 6N. Unterhalb und ein wenig vorderhalb des Malleolus tibialis, in der Mitte der Höhlung, die man dort beim Tasten fühlt, gut einen Querfinger vom Knöchel entfernt.
2. TSIAO-SINN 8N. 3 Querfinger über dem Malleolus tibialis auf der Mitte der inneren Tibiafläche. (Also etwa 1 Querfinger unter dem SANN-INN-TSIAO und etwas vor diesem.)
3. TSING-MING 1Bl. Bei geschlossenen Augen neben dem inneren, nasalen Ende der Lidspalte.

8. TCHRONG-MO

Befehlspunkt: KONG-SOUN 4MP.
Gekoppelter Punkt: NEI-KOANN 6KS.
Die Punkte des Wundermeridians TCHRONG-MO:
1. RONG-KOU 11N. Auf dem Mons pubis, 2 Querfinger von der Symphyse (also etwa 1 Querfinger medial vom TSRI-TCHRONG).
2. TA-RO 12N. 1½ tsroun*) über dem vorhergehenden Punkt und 1 Querfinger lateral der Vertikalen durch ihn; oder: 4 tsroun unter dem Bauchnabel und gut 1 tsroun von der Linea alba.
3. TSRI-TSIUE 13N. 3 tsroun unter dem Bauchnabel und knapp 2 tsroun von der Linea alba entfernt. 3½ tsroun über der Symphyse.
4. SE-MANN 14N. 1 tsroun vom vorhergehenden Punkt entfernt senkrecht über ihm, gut 2 tsroun unter dem Bauchnabel.
5. TCHONG-TCHOU 15N. 1 tsroun unterhalb der Horizontalen durch den Bauchnabel und senkrecht über dem vorhergehenden Punkt (also ca. 2 tsroun von der Linea alba).
6. ROANG-IU 16N. 1½ tsroun lateral vom Bauchnabel.
7. CHANG-TS-IOU 17N. In Höhe der Horizontalen durch die unterste Rippe oder 1½ tsroun über dem Bauchnabel, auf der Außenkante des M. rectus abdominis.

---

*) Ein »tsroun« ist der Abstand zwischen den Knickfalten, die das mittlere Mittelfingerglied des Patienten begrenzen, wenn dieser mit Mittelfinger und Daumen ein O formt.

8. CHE-KOANN 18N. In Höhe des Endes der 9. Rippe (wo diese die Knorpelspange trifft), senkrecht über dem vorhergehenden Punkt, auf der Außenkante des M. rectus abdominis.

9. INN-TOU 19N. Gut einen Querfinger breit über dem vorhergehenden Punkt, an der Kante der Knorpelspange, dort, wo sich der 9. und 8. Rippenknorpel treffen.

10. TRONG-KOU 20N. An der Kante der Knorpelspange, am Ende ihrer Verbindung mit der 8. Rippe (also etwas über dem vorhergehenden Punkt).

11. IOU-MENN 21N. Epigastrium, an der Kante des Rippenbogens, etwas unterhalb der Horizontalen durch den Processus xyphoideus sive ensiformis.

Wozu dienen die »Wundermeridiane«?

In hartnäckigen Fällen tragen sie wesentlich dazu bei, den Akupunkturerfolg durchzusetzen. Dabei hat man oft den Eindruck, daß die Benutzung der Befehls- und gekoppelten Punkte dieser wunderbaren Gefäße eine merkwürdige Vertiefung des Effektes geben, obwohl sie weder von den Pulsen »gefordert« werden, noch in ihrer Symptomatik irgend etwas mit dem behandelten Übel zu tun haben; sie wirken sozusagen »durch bloße Anwesenheit«, gerade wie Katalysatoren in der Chemie.

Zur Auswahl des Wundermeridians und der zugehörigen wunderbaren Punkte, die jeweils anzuwenden sind, sei bemerkt:

Alle Erkrankungen ordnet man einem gedachten Charakter der acht wunderbaren Gefäße zu. Zur Ermittlung des Wundermeridians für eine Krankheit gilt allgemein:

YANG-Krankheiten. Hierzu rechnet man »an sich« mehr äußere Erkrankungen, die sich z. B. auf Kopf, Muskeln, Glieder usw. beziehen. Sie können in YANG-Form auftreten (Kennzeichen: Hitze, Röte, Schwellung, Überschuß) oder in INN-Form (Schwäche, Kälte, Unterfunktion, Leere usw.). Nach der A r t der Krankheit richtet sich die Wahl der Wundermeridiane, nach der F o r m der Krankheit die Wahl der Nadeln.

Grundsätzlich ordnet man Kopfschmerzen (aber auch einige innere Störungen) dem TOU-MO zu.

Kopfkrankheiten (im Gegensatz zu Kopfschmerzen), Erschöpfungen (fehlende YANG-Energie) und die meisten Erkrankungen in Exzeßform gehören zum IANG-OE.

Kontrakturen, Krämpfe, starre Lähmungen, Erkrankungen des Rückens ordnet man dem IANG-TSIAO-MO zu.

Leeren, Erschöpfungen und Schmerzen der Glieder gehören zum TAE-MO.

INN-Krankheiten. Hierzu zählen die meisten inneren Krankheiten. Natürlich können sie auch YANG- oder INN-Form zeigen, wie oben schon gesagt.

Störungen der Atemorgane, des Pankreas, Intoxikationen durch Ernährung u. ä. gehören zum JENN-MO.

Amnesien, innere Überfülle, wie Stauungen des Pfortadersystems, auch Hämorrhoiden u. ä. rechnet man dem INN-OE zu.

Nierenerkrankungen (Störungen der Urinausscheidung), Hemmungen der YANG-Energie bei gesteigerter INN-Energie (Pulsdiagnostik!!) sind Domäne des INN-TSIAO-MO.

Herzschmerzen, Fieber, schlechte Verdauung und alles, was mit der Leber zusammenhängt, gehört zum TCHRONG-MO.

Dies sind nur »Faustregeln«, die eine Grundlinie vermitteln sollen. Manchmal bedarf es doch einiger Überlegung, um das richtige wunderbare Gefäß zu finden. Wir tun gut daran, hier das zu akzeptieren, was die Meister der Akupunktur im Fernen Osten bereits herausgefunden haben und worüber die folgende Liste auszugsweise Auskunft geben soll. Daß sie nicht ganz vollständig sein kann, ist bei der immensen Weite des Gebietes und der Enge des zur Verfügung stehenden Raumes verständlich.

Die Krankheit	gehört zum
Aerophagie	TCHRONG-MO
Akne	IANG-OÉ
Amenorrhoe	TAE-MO
Anämie	TAE-MO
Angina	TOU-MO
Angina pectoris	TCHRONG-MO
Angst	INN-OE
Anurie	INN-TSIAO-MO
Aphasie	IANG-TSIAO-MO
Appetitlosigkeit	TCHRONG-MO
Arthritis (allgem.)	TAE-MO
– der kleinen Gelenke	IANG-OÉ
Arrhythmie	TCHRONG-MO
Asthenie	JENN-MO
Asthma	JENN-MO
Bettnässen	INN-TSIAO-MO
Bradycardie	TCHRONG-MO
Bronchitis	JENN-MO
Cholecystitis	TCHRONG-MO
Cystitis	INN-TSIAO-MO

Depressionen	TOU-MO
Diabetes	JENN-MO
Diarrhoe (allgem.)	TCHRONG-MO
Dysmenorrhoe (Jungfrauen)	INN-TSIAO-MO
– (Frauen)	TAE-MO
Ekzeme	JENN-MO
Emphysem	JENN-MO
Endometritis	INN-TSIAO-MO
Epilepsi	INN-OE oder TOU-MO
Erbrechen	TAE-MO
Erschöpfungen (allgem.)	TAE-MO
– bei Frauen und Greisen	INN-TSIAO-MO
Fieber	IANG-OÉ
Frigidität	INN-TSIAO-MO
Furunkulose	IANG-TSIAO-Mo oder IANG-OÉ
Gallenkoliken	TCHRONG-MO
Gastralgie	TCHRONG-MO
Geburten	INN-TSIAO-MO
Gesichtsneuralgien	TOU-MO
Grippe	JENN-MO
Hämaturie	INN-TSIAO-MO
Hämoptysis	JENN-MO
Hemiplegie, paretische	INN-TSIAO-MO
–, spastische Lähmung	IANG-TSIAO-MO
Hämorrhoiden	INN-OE
Heuschnupfen	JENN-MO
Husten	JENN-MO
Hypertonie	INN-OE
Hypotonie	INN-OE
Ikterus	TCHRONG-MO
Impotenz	INN-TSIAO-MO
Ischias	IANG-TSIAO-MO
Kopfschmerzen	IANG-OE
Kontrakturen	IANG-TSIAO-MO
Konvulsionen	INN-OE oder JENN-MO
Krämpfe	IANG-TSIAO-MO
Lähmungen	TAE-MO
Laryngitis	JENN-MO
Lumbago	TOU-MO
Migräne	IANG-OE
Nephritis	INN-TSIAO-MO

Neuralgien	IANG-OE
Obstipation	TCHRONG-MO
–, spastische	INN-OE
– der Frauen	INN-TSIAO-MO
Oedeme	INN-TSIAO-MO
Orchitis	INN-TSIAO-MO
Otalgie	IANG-OE
Oophoritis	INN-TSIAO-MO
Pharyngitis	JENN-MO
Pruritus	IANG-OE
Sinusitis	JENN-MO
Spasmen	TAE-MO
Schlaflosigkeit	INN-TSIAO-MO
Schmerzen der Gelenke	IANG-OE
– des Herzens	TCHRONG-MO oder INN-OE
– in Hals und Nacken	IANG-OE
– in Rücken und Schultern, Armen	TAE-MO
– in den Lenden	IANG-TSIAO-MO
– der unteren Glieder	TAE-MO
– der Zähne	IANG-OE
– in Nacken und Rücken	TOU-MO
– der Ohren	IANG-OE
– nach Entbindung	INN-TSIAO-MO
– im Bauch	TAE-MO
Schmerzen in Kopf und Nacken	JENN-MO
– der Augen	TOU-MO
Schnupfen	JENN-MO
Schwerhörigkeit	TOU-MO
Sterilität	INN-TSIAO-MO
Stimmlosigkeit	IANG-TSIAO-MO
Tachycardie	TCHRONG-MO
Torticollis	IANG-TSIAO-MO
Tuberkolose (Folgen)	JENN-MO
Unentschlossenheit	INN-OE
Urämie	INN-TSIAO-MO
Vaginitis	INN-TSIAO-MO
Varizen	INN-OE
Vulvitis	INN-TSIAO-MO

Ist der zu einer Krankheit gehörige »Wundermeridian« ermittelt, so gelten für die Behandlung folgende Richtlinien, die nicht gleichzeitig befolgt zu werden brauchen:

1. In weitaus den meisten Fällen braucht man die einzelnen Punkte der wunderbaren Gefäße nicht anzustechen, d a g e g e n a b e r i n a l l e n F ä l l e n d i e B e f e h l s - u n d g e k o p p e l t e n P u n k t e. Man gibt

   a) bei Beginn der Behandlung den zum jeweiligen Wundermeridian gehörigen Befehlspunkt und fährt fort mit

   b) Herstellung des Energiegleichgewichtes, gegebenenfalls unter Benutzung von Vereinigungspunkten. Darauf folgt

   c) Punktur der Punkte, die symptomatisch zum Krankheitsbild passen. Die Auswahl ist nicht zu breit zu nehmen.

   d) Den Abschluß der Sitzung bildet die Punktur des zum Befehlspunkt gekoppelten Punktes (s. o.).

   Über die Auswahl der Nadeln gilt: Wird als Endziel der Behandlung ein sedativer Effekt angestrebt, so werden Befehls- und gekoppelter Punkt in Silber gestochen, ist die Tonisierung Absicht des Therapeuten, so wird Gold gewählt.

2. Liegt ein zur Behandlung in die Auswahl fallender Punkt zufällig auf dem zur vorliegenden Krankheit gehörigen Wundermeridian, so ist es stets gut, sich zu seinen Gunsten zu entscheiden. Dieses wird allerdings vorwiegend nur vorkommen, wenn man die ausführlichen Angaben der französischen Literatur benutzt.

3. Gelegentlich kann auch der Puls auf einen oder mehrere Punkte hinweisen, die zum Wundermeridian gehören. Dieses trifft dann zu, wenn der Meridian eines wesentlich dereglierten Pulses Punkte hat, über die auch der gerade in Frage kommende Wundermeridian geht. Beispiel: Es soll eine Akne behandelt werden. U. a. wird der Dickdarmpuls des Kranken als recht schwach befunden. Zur Akne gehört der Wundermeridian IANG-OE, auf welchem auch der 14. Punkt des Dickdarmmeridians PI-NAO liegt. Neben dem Befehlspunkt OAE-KOANN, den Punkten der Gleichgewichtsherstellung, dem symptomatischen Punkt OE-TCHONG, wird es dann gut sein, auch den PI-NAO zu stechen und darauf die Sitzung durch Punktur des gekoppelten Punktes LINN-TSRI abzuschließen.

Liegen mehrere Punkte eines dereglierten Meridians auf einem zur Krankheit gehörigen Wundermeridian, so entscheidet man sich für denjenigen, der auf Palpation am empfindlichsten ist. Beispiel: Eine Hypotonie soll behandelt werden. Der Puls des Milz-Pankreas-Meridians ist auffälig schwach. Zur Hypotonie gehört der Wundermeridian INN-OE, auf dem der 13., 15. und 16. Punkt des MP-Meridians liegen. Von diesen wird der FOU-NGAE 16MP als palpationsempfindlich befunden. Er ist also, nach dem Befehlspunkt NEI-KOANN, den gewählten Gleichgewichtspunkten und den symptomatischen Punkten (wie z. B. TRAE-IUANN) in Gold zu stechen, worauf die Sitzung durch Punktur des gekoppelten Punktes KONG-SOUN abzuschließen ist.

Diese kurzen Darstellungen über die Wundermeridiane sollen noch durch ein Beispiel abgeschlossen werden, wie es täglich vorkommen kann. Es kommt eine Patientin, die schon lange Zeit (in diesem Falle waren es drei Jahre) an Trigeminusneuralgie des 1. linken Astes leidet. Sie wurde bisher schon viermal akupunktiert, und zwar unter Berücksichtigung der Energiebeeinflussung der am stärksten gestörten Meridiane sowie Akupunktur des LIE-TSIUE 7Lu, des TRONG-LI 5H und des 2. und 3. Bl-Punktes TSROANN-TCHOU und MEI-TCHRONG. Jedesmal war der Erfolg sehr befriedigend und hielt zuletzt 14 Tage an, und das ohne jede Medikation. Nunmehr liegt ein schmerzhaftes Rezidiv vor. Die Meridiane Di, M, N, Le, MP liegen in ihren Pulsstärken merklich unter den anderen. Um die Akupunkturreize zu wechseln und lege artis die Möglichkeiten der Lehre auszuschöpfen, wird diesmal unter Berücksichtigung der Wundermeridiane behandelt. In unserem Krankheitsverzeichnis findet man, daß Gesichtsneuralgien zum TOU-MO gehören, dessen Befehlspunkt der REOU-TSR 3Dü ist, wozu als gekoppelter Punkt der CHENN-MO 62 Bl gehört. Die Sitzung beginnt mit der Punktur des REOU-TSRI in Silber, da das Endziel der Behandlung die Sedation der Kopfschmerzen ist. Sodann werden die Meridiane D, M, N, Le und MP tonisiert. Es sollen Nadeln eingespart werden, jedoch findet sich kein Vereinigungspunkt, der alle auf sich konzentriert. Es werden aber zwei Gruppen unter diesen Meridianen gefunden, auf die Vereinigungspunkte zutreffen, nämlich 1. Di, M, und 2. N, Le, MP. Für die Tonisierung von Di und M stehen als Vereinigungspunkt zur Auswahl ING-SIANG 20DI, TSIU-TSIAO 6M, TI-TSRANG 7 M und CHANG-KOANN 13KG, welch letzterer auch das KG beeinflußt. Er wird wegen seiner anatomischen Nachbarschaft zum Magen bevorzugt und in Gold gestochen. Die Punktur des SANN-INN-TSIAO 6MP in Gold tonisiert daraufhin N, Le, MP. Symptomatisch wird rechts (dem Schmerz entgegengesetzt) der TRONG-LI 5H in Silber gegeben. Ferner noch links TSING-MING 1Bl (bei geschlossenem Auge am nasalen Ende der Lidspalte) und MEI-TCHRONG 3Bl (kurz hinter der Haargrenze ca. 1 Querfinger von der Schädelmittellinie entfernt, palpationsempfindlich), während der TSROANN-TCHOU eingespart wird (bei akuten Anfällen sollen nicht zu viele Schmerzpunkte gestochen werden!). Reihenfolge der Blasenpunkte ist, wegen des angestrebten sedativen Effektes, MEI-TCHRONG und dann TSING-MING. Den Abschluß der Punktur müßte nun der CHENN-MO 62Bl in Silber bilden. Um der Patientin aber eine ruhige Nacht zu bereiten, wird erst noch der TCHAO-RAE 6N in Gold gestochen, da er mit dem zum Schluß gegebenen CHENN-MO (Silber) zusammen eine bekannte Kombination gegen die Schlaflosigkeit bildet. – Der Erfolg der Punktur ist vorzüglich, und die dankbare Patientin bezeichnet sich als ganz wesentlich gebessert, statt der bekannten Trigeminusanfälle wird gelegentlich nur ein »Ziehen« verspürt, das die Patientin als unwesentlich bezeichnet und wahrscheinlich ohne weitere Behandlung verschwinden wird.

V. OPTIMALZEITEN FÜR DIE PUNKTUR

1. Graphische Darstellung der Optimalzeiten

Man findet in den Lehrbüchern der Akupunktur für die Meridiane Optimalzeiten angegeben, während welcher deren Energiedurchflutung im Vergleich zu anderen Zeiten verstärkt ist. Diese Zeiten sind für die S e d a t i o n die günstigsten, während für die Tonisierung die jeweils darauffolgenden beiden Stunden als Optimalzeiten gelten.

Diese Zeitangaben sind stets in »Sonnenzeit« gegeben wie folgt:

Lu	03–05 h	Sonnenzeit
Di	05–07	,,
M	07–09	,,
MP	09–11	,,
H	11–13	,,
Dü	13–15	,,
Bl	15–17	,,
N	17–19	,,
KS	19–21	,,
DE	21–23	,,
Gbl	23–01	,,
Le	01–03	,,

Was haben wir nun unter »Sonnenzeit« zu verstehen? Offenbar doch eine Zeiteinteilung, die nicht nur von der gleichmäßigen Rotation der Erde bestimmt wird, sondern auch von den Phänomenen, die während einer Erddrehung (also während eines Tages) von dem scheinbaren täglichen Gang unseres Tagesgestirns abhängen. Daß die einzelnen Phasen der scheinbaren Tagesbewegung der Sonne biologisch von besonderer Bedeutung sind , ist evident und bedarf keiner besonderen Spekulationen. Man beobachte im Zusammenhang damit nur den Wach-Schlaf-Rhythmus der Natur, das Öffnen und Schließen der Blumen, den Gaststoffwechsel der Pflanzen, das Verhalten der Tiere . . . . wer will leugnen, daß sie in Abhängigkeit vom Wandel des Sonnenstandes im Tagesrhythmus stehen?

Bei dieser Augenfälligkeit der Zusammenhänge nimmt es nicht wunder, daß die Alten den Tag nicht mechanisch-gleichmäßig in Stunden teilten, wie wir es mit unseren stets gleichlaufenden Uhren tun, sondern als Kardinalpunkt ihrer Zeiteinteilung Sonnenaufgang und Sonnenuntergang nahmen sowie den täglich sichtbaren mittäglichen Sonnenhöchststand und den gedachten mitternächtlichen Sonnentiefstand. Die Zwischenräume

Sonnenaufgang	–	Mittag
Mittag	–	Sonnenuntergang
Sonnenuntergang	–	Mitternacht
Mitternacht	–	Sonnenaufgang

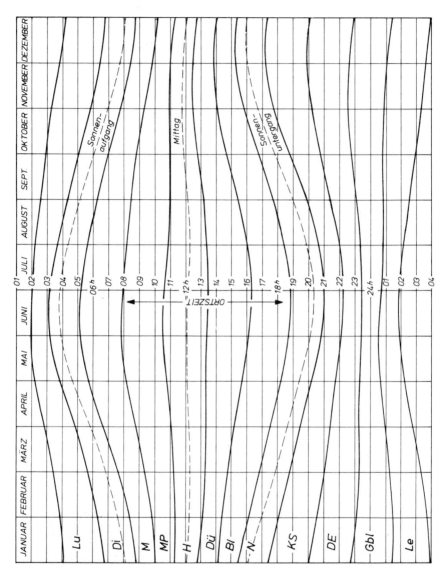

Die Darstellung gewinnt an Verständnis und praktischer Verwertbarkeit, wenn sie auf vorgedruckte DIN-A4-Bogen mit Millimeter-Einteilung übertragen wird. Man gibt dabei zweckmäßig in der waagrechten Einteilung jedem Monat den Raum von 30 mm (da ja alle Monate gleich lang angenommen werden), so daß man bequem jeden Tag eines Monats an der Millimeter-Einteilung feststellen kann (1mm = 1 Tag). In der Senkrechten lassen sich dann ebenfalls die Unterteilungen der Stufen genauer ermitteln.

wurden in je 6 Stunden unterteilt, deren Dauer also von der jahrezeitlich verschiedenen Tages- und Nachtlänge abhing, weshalb diese Stunden auch »ungleiche Tag- und Nachtstunden« genannt werden (im Gegensatz zur mechanischen Tagesteilung in gleiche Stunden). Die Benennung dieser einzelnen Stunden würde, in Analogie zur Bezifferung unserer bürgerlichen Tageszählung gesetzt, ergeben:

Sonnenaufgang	6 h
Mittag (Sonnenhöchststand)	12
Sonnenuntergang	18
Mitternacht (Tiefstand)	24 h

Im Sinne dieses kosmisch-biologischen Zeitrhythmus sind auch die chinesischen Angaben der Optimalstunden zu verstehen. Natürlich kann man nicht verlangen, daß der Therapeut, der sich gelegentlich in geeigneten Fällen auch der Optimalstunden bedienen will, sie astronomisch auszurechnen hat. Um von solchen mathematischen Operationen unabhängig zu machen, wird hier ein für die Praxis durchaus ausreichendes graphisches Hilfsmittel geboten, zu dessen Verständnis besprochen werden sollen
a) Erklärung der graphischen Darstellung;
b) Umrechnung der entnommenen Ortszeit in Mitteleuropäische Zeit;
c) Beispiele.

2. Erklärung der graphischen Darstellung

Das Kurvenbild liefert die optimalen Sedationszeiten (d. h. die Meridianmaximalzeiten), ausgedrückt in »Mittlerer Ortszeit« (MOZ), und berechnet für den 51. Grad nördlicher Breite, dargestellt in Abhängigkeit vom Tagesdatum. Sie kann unbedenklich für den ganzen deutschen Raum angewendet werden, jedoch ist zu empfehlen, für Orte die mehr als 2° in der Nord-Süd-Richtung vom 51. Breitenkreis abweichen, nicht gerade die Grenzzeiten zwischen zwei Meridianen zu benutzen, sondern mehr in die Zeitperioden der Darstellung hineinrücken.

In Richtung von links nach rechts werden die Tage des Jahres dargestellt, im ersten Teil des Diagramms für die Monate Januar bis Juni, im zweiten für Juli bis Dezember. Dabei sind die Monate alle gleich lang angenommen, was unbestreitbare Vorteile in bezug auf die Darstellung bringt, in praxi ebenfalls statthaft ist, da in dem für unsere Zwecke erforderlichen Rahmen die dadurch entstehende Unschärfe von ±1 Tag in bezug auf die Stundenverschiebung unbedeutend ist. Man suche die Daten innerhalb der dargestellten Monate durch eine entsprechende Teilung in 30 Tage.

In Richtung von oben nach unten werden die Stunden (MOZ) dargestellt. Hierbei ist jede Einheit = 1 Stunde, Unterteilungen der Stunde lassen sich bis zu mindestens ±10 Minuten schätzen.

In diesem System liegen die zwölf kurvenförmigen Zeitstreifen für die zwölf chinesischen Meridiane, in welche zu deren Bezeichnung die üblichen Abkürzungen eingeschrieben sind.

Aufsuchen der optimalen Sedationszeit

1. Suche der Links-Rechts-Richtung innerhalb des zutreffenden Monats das Tagesdatum auf.
2. Verfolge dabei den Streifen des gewünschten Meridians.
3. Die obere und untere Grenze des verfolgten Streifens zeigt an der zum Tage gehörigen Stelle Anfang und Ende der optimalen Sedationszeit, welche an der von oben nach unten verlaufenden Stundenteilung in MOZ abgelesen werden.

Aufsuchen der optimalen Tonisierungszeit

Es wird genau wie vorstehend verfahren, jedoch verfolgt man nicht den zum zu tonisierenden Meridian gehörenden Streifen, sondern den auf ihn folgenden. (Optimale Tonisierungszeiten liegen ja nach chinesischer Erfahrung jeweils zwei Stunden nach den Sedationszeiten!)

3. Umrechnung der Ortszeit (MOZ) in Mitteleuropäische Zeit (MEZ)

Um die entnommenen Zeiten an unseren Uhren ablesen zu können, sind sie in die der bürgerlichen Zeitrechnung zugrunde liegende Mitteleuropäische Zeit zu verwandeln. Um die Zeiten in MEZ auszudrücken, verfährt man nach folgender Tabelle, die keiner Erläuterung bedarf:

Für Orte mit einer östl. Länge von	addiere man zur entnommenen MOZ
6°	+ 36 min
7°	+ 32 min
8°	+ 28 min
9°	+ 24 min
10°	+ 20 min
11°	+ 16 min
12°	+ 12 min
13°	+ 8 min
14°	+ 4 min
15°	+ 0 min

4. Beispiele

1. In Dortmund (östl. Länge 7¹/₂ Grad) habe ein Akupunkteur einen Patienten, der u. a. an Hypertonie leidet. Im Zuge der ganzheitlichen Behandlung ist, wie es oft genug vorkommt, dieses lästige Symptom nicht überzeugend gewichen. Da die Hypertonie von der »Hülle des Herzens« (KS) abhängt, soll die nächste Behandlung, unter Berücksichtigung des

entsprechenden »Wundermeridians«, zur optimalen Sedationszeit des KS-Meridians stattfinden. Wann ist der Patient am 20. Mai zu bestellen?

Antwort: Man verfolge die obere Grenze des KS-Streifens im ersten Teil des Diagramms bis zum 20. Mai und findet als Beginn der optimalen Sedationszeit 20.30 MOZ. Am gleichen Tage zeigt die untere Grenze des KS-Streifens als Ende der optimalen Sedationszeit 21.54 Uhr MOZ an. Um diese Mittleren Ortszeiten in Mitteleuropäische Zeit zu verwandeln ist für die $7^1/2$-Grad-Länge, die zu Dortmund gehört, ein Zuschlag von 30 Minuten anzubringen (vgl. unter b). Der Patient ist also am 20. Mai zu bestellen

$$\text{zwischen } 20.30 \text{ Uhr} + 30 \text{ min} = 21.00 \text{ Uhr}$$
$$\text{und } 21.54 \text{ Uhr} + 30 \text{ min} = 22.24 \text{ Uhr.}$$

2. In München (östl. Länge $11^1/2$ Grad) soll eine bisher vergeblich versuchte Tonisierung des Dickdarmmeridians zur optimalen Tonisierungszeit an einem 20. Oktober wiederholt werden. Um wieviel Uhr ist die Behandlung vorzunehmen?

Antwort: Da es sich um eine Tonisierung handelt, verfolgt man nicht den Di-Streifen, sondern den darauf folgenden M-Streifen. Seine obere Grenze zeigt für den 20. Oktober als Anfang der optimalen Tonisierungszeit 7.25 Uhr, seine untere Grenze als Ende der Optimalzeit 9.10 Uhr. Beide Zeitangaben sind natürlich MOZ. Für $11^1/2$ Grad östl. Länge (München) ist nach den Angaben zu addieren + 14 Minuten, worauf MOZ in MEZ übergeht. Die gesuchte Optimalzeit liegt also

$$\text{zwischen } 7.25 \text{ Uhr} + 14 \text{ min} = 7.39 \text{ Uhr}$$
$$\text{und } 9.10 \text{ Uhr} + 14 \text{ min} = 9.24 \text{ Uhr.}$$

Nun liegt aber München empfindlich südlich vom 51. Grad nördl. Breite. Deshalb bleiben wir von diesen festgestellten Zeitgrenzen ca. $1/4$ Stunde entfernt und bestellen den Patient zwischen 7.55 Uhr und 9.10 Uhr.

(Grund: Siehe Erklärung der graph. Darstellung.)

Es braucht wohl nicht besonders erwähnt zu werden, daß die geographischen Längen der Orte bequem aus einem Atlas entnommen werden können, wobei es vollauf genügt, sie auf etwa $1/4$ Grad genau zu schätzen. Dieses ist für jeden Behandlungsort nur eine einmalige Handlung, deren Resultat man sich am besten gleich in die entsprechende Korrektur verwandelt merkt. Auf unsere beiden obigen Beispiele angewendet, würde das also heißen: Der in Dortmund wohnende Behandler würde sich ein für allemal »+ 30 min« merken, der in München wohnende »+ 14 min«. Das sind die Werte, welche die Ortszeiten des Diagramms in MEZ verwandeln und somit gewissermaßen »auf die Taschenuhr transformieren«.

Natürlich wirkt die Akupunktur im allgemeinen zu allen beliebigen Zeiten befriedigend, ausgenommen gewisse »kritische Tage«, die von den Sonnen- und Mondständen abzuhängen scheinen. Nur wenn der Fall schwerwiegend genug ist, die Opferung teils ungewöhnlicher Tages- und Nachtstunden seitens des Patienten, seiner Angehörigen und des Therapeuten zu rechtfertigen, lohnt sich die Berücksichtigung der Optimalstunden. Wenn mann sich aber zu ihnen entschließt, dann denke man auch an die Ausschöpfung a l l e r Möglichkeiten, insbesondere an die Kardinalpunkte der Wundermeridiane.

VI. ÜBER DEN AUFBAU DER THERAPIE

Erfahrungsgemäß ist es für den Adepten der Akupunkturlehre anfangs sehr schwierig, eine richtige Auswahl der Punkte zu treffen, welche er zur Behandlung eines gegebenen Krankheitszustandes in den Akupunktursitzungen anstechen will. Gewiß gibt es gute Anleitungen mit Symptomenverzeichnissen, die geeignete Punkte zur Auswahl stellen. Aber eben diese Auswahl hat der Behandler selbst zu treffen und muß dazu natürlich gewisse Gesichtspunkte ständig vor Augen haben, die mit aller Deutlichkeit zu wiederholen und zusammenzustellen dem Autor eine dankbare Aufgabe scheint.

Gar nicht oft genug kann es wiederholt werden, daß das A und O jeglichen Akupunkturerfolges die Ausgleichung der dereglierten Meridianpulse ist, wobei man sich der Standardpunkte bedient und die a. a. O. gegebenen Regeln befolgt. So wird eine Ausgleichung des gestörten vegetativen Gleichgewichtes angestrebt, die vegetative Steuerung der Organfunktionen normalisiert und eine ganze Anzahl funktioneller Störungen zum Weichen gebracht, ohne daß man ihnen einen Namen gegeben zu haben braucht. Dieses ist im Sinne der Akupunkturlehre die Behandlung der »Wurzel« der Krankheiten. Nach chinesischer Auffassung ist die »Krankheit« einer Pflanze vergleichbar, deren unsichtbarer, aber höchst wichtiger Teil eben diese »Wurzel« ist, und deren »Zweige« sich uns als das vom Arzt Beobachtbare, vom Patienten Erlebbare und von der Schule in der Symptomatologie der Krankheit Zusammengefaßte darbieten. Logischerweise werden die Z w e i g e niemals normal, solange die Wurzel krank ist, woraus erhellt, daß die Wurzelbehandlung obligatorisch ist. Darüber hinaus ist es aber auch nicht verkehrt – im Gegenteil, den raschen Krankheitsverlauf und damit die Heilung begünstigend –, wenn über die Wurzel hinaus auch die Zweige behandelt werden. Diese Krankheitszweige katalogisiert der europäische Arzt nach seiner Diagnose unter gewissen Namen, unter denen jeweils artverwandte Krankheitsbilder zusammengefaßt zu verstehen sind (die aber nach chinesischer und auch nach europäischer naturheilkundlicher Auffassung durchaus verschiedene Wurzeln haben können).

So gibt *jedes* Symptomenverzeichnis oder »Krankheitsverzeichnis« nur *mögliche* Punkte an, von denen aus die Z w e i g e angegangen werden. Häufig sind diese so zahlreich, daß es absolut unsinnig ist, alle stechen zu wollen, und für den Patienten dazu geradezu unangenehm. Generell kann gesagt werden, daß die Auswahl unter den zur Verfügung stehenden Punkten jeweils folgenden Gesichtspunkten gerecht werden soll:

1. Es sollen Punkte gefunden werden, die besonders auf gegebene Symptome zielen. Vorgeschlagene Punkte sind also, solange man sie nicht auswendig kennt, im Text der Akupunkturbücher zu überprüfen, bevor man sich zu ihnen entschließt.

2. Dabei sind die Punkte zu bevorzugen, welche auf Meridianen liegen, deren Pulse gestört sind.

3. Den Ausschlag gibt gelegentlich die Palpationsempfindlichkeit der Punkte, nach der unter mehreren zur Verfügung stehenden »gesiebt« werden kann.

Scheinen Fälle, »akupunktur-resistent« oder »akupunktur-refraktär«, so ist über die Wurzel- und Zweigbehandlung hinaus der geeignete »Wundermeridian« zu berücksichtigen (siehe »Wundermeridiane«).

Hier ist zu erkennen, daß jegliche starre Rezeptur nach dem Motto ». . . man steche« illusorisch ist. Dennoch gebe ich als Anhang ein kleines Symptomenverzeichnis, absichtlich nur wenige Krankheiten umfassend, welches keinerlei Anspruch auf Vollständigkeit erhebt, sondern nur einen Anhaltspunkt dafür bieten soll, wie die Auswahl von Akupunkturpunkten zu treffen ist. Es ist in Spalten und Zeilen sozusagen tabellarisch angeordnet. Der Kopf der Spalten ist mit Hinweisen auf »Hauptpunkte« und Meridianbezeichnungen versehen. Links, am Anfang der Zeilen, findet man Krankheits- bzw. Symptomennamen. Verfolgt man von diesen Namen aus die jeweiligen Zeilen, so findet man zunächst die zur betreffenden Krankheit gehörigen »Hauptpunkte«, welche Beziehungen zu den »Zweigen« haben, und deren Benutzung ich für obligatorisch halte. Weitere Punkte sind unter den Meridianbezeichnungen vorgeschlagen. Steht vor ihnen ein +-Zeichen, so sind sie besonders angezeigt, wenn der zugehörige Meridianpuls hart, excessiv ist, während ein ——-Zeichen vor Punkten deren Benutzung bei weichen, defizienten Pulsen anrät. Gegebenenfalls vergleiche man noch über die Symptomenbilder der Punkte in der einschlägigen Literatur. Passen sie danach und sind sie darüber hinaus noch palpationsempfindlich, so sind sie auch indiziert. Bisweilen scheint die konsequente Anwendung des angegebenen Schemas widersinnig. Zum Beispiel findet man unter dem Stichwort »Angina«, daß Di 4 t und Lu 11 s Hauptpunkte sind, deren Anwendung unumgänglich notwendig scheint. Ist nun in einem solchen Falle der Lungenpuls weich, so würde man finden, daß auch Lu 9 t gegeben werden muß. Der Lungenmeridian ist also im 9. Punkt zu tonisieren, im 11. aber zu sedieren. Durch diese scheinbar widersinnige Einwirkung auf ein und denselben Meridian wird gleichwohl dem Körper ein Anstoß gegeben, den Lungenpuls zur Norm hin auszugleichen, und darüber hinaus können in solchen Fällen kräftige Allgemeinreaktionen erwartet werden, deren Eintritt nur heilungsfördernd ist.

Weiter soll noch auf einige Punkte hingewiesen werden, die der Akupunkteur sich einprägen und respektieren sollte. Es handelt sich um Punkte, die bei schwangeren Frauen zu vermeiden sind. Obwohl die Einleitung eines Abortus durch die Akupunkturnadel etwas Unnatürliches ist und somit kaum zu bewerkstelligen sein dürfte, kann nicht an der Tatsache vorbeigesehen werden, daß es Frauen gibt, bei denen ungewollt ein Abortus provoziert werden könnte, weil sie eine Neigung haben, den Fötus nicht so fest zu »halten«, wie es natürlicherweise sein sollte. Deshalb sollte es sich der Akupunkteur zum *sittlichen Gebot* machen, *folgende Akupunkte während einer Schwangerschaft nicht anzurühren:*

In allen Monaten: M. 36 und MP, 6;
darüber hinaus im 1. Monat MP. 2, Bl. 33, Le.2, 4, 10, KG. 17;
„ 2.   „   Bl. 59, Gbl. 34;
„ 3.   „   KS. 3, 4, 5, 7, 8;
„ 4.   „   DE. 1, 4, 10, KS. 6, Dü 13;
„ 5.   „   MP. 9, Le. 9;
„ 6.   „   M. 40, 45, D. 8, 10;
„ 7.   „   Lu. 3, 7, 11;
„ 8.   „   Di. 1, 2, 8, 10, 11, 15, Gbl. 21, KG. 2;
„ 9.   „   Di. 4, N. 1, 2, 3, 7, 8.

VII. ÜBER DIE ORDNUNG IN DER AKUPUNKTUR UND IHREN »SYSTEMEN«

Immer wieder hört man, daß Beflissene der Akupunktur untereinander über »Systeme« diskutieren und darüber, welches »besser« sei als das andere. Hierzu ist zu bemerken, daß es nur e i n e Akupunktur gibt, e i n großes Gebäude, von dem oft genug aber nur ein kleiner Ausschnitt gesehen, beherrscht und gelobt wird, ohne daß dadurch die anderen inexistent werden. Wenn man versucht, die Tradition zu verstehen und sie sich aus ihrem bildhaften Rahmen gelöst als eine uns Europäern eher verständliche Ordnung vorzustellen, wird das, was ich hier meine, in etwa durch folgende Darstellung umrissen:

Geschehen	Denkhilfen der Chines. Philosophie z. Verständnis	Beeinflussungsmodi der Akupunkturlehre
5. Rein oberflächliche Symptomatik	keine	Das »Lied des grünen Jadedrachens« *)
4. Äußerungen der Energie, sicht-, meß- und fühlbares körperl. Geschehen	INN-YANG-Polaritäten	Alle Techniken, die die Energiezirkulation in den Meridianen treffen sollen
3. Durchflutung des Körpers und der Organe von der »tiefen Energie« aus	INN-YANG-Polaritäten	Punktur der 8 wundersamen Punkte (Meisterpunkte)
2. Transport der »tiefen Energie« (nur der VORGANG AN SICH, ohne jegl. Organbezogenheit)	5-Elemente-Lehre	Koann-fa, 66 antike Punkte
1. »Brennstoff«aufnahme durch	Ernährung Klima und geogr. Verhältnisse. Mutuelle Kontakte der Individuen untereinander u. m. der Umwelt	

*) Iu Long Fou »Lied des grünen Jadedrachens«, Therapieanweisung in rhythmischen Versen, dem Pienn-ts'io zugeschrieben (vor dem 3. vorchristl. Jahrhundert).

Wenn wir also von jemandem hören, der ein gegebenes Repertorium von einer gewissen Punktzahl manipuliert, ohne sich dabei über Energiezirkulationen, Krankheitswurzel oder Zweige Gedanken zu machen, so wissen wir, daß er damit »das Lied des grünen Jadedrachens« singt. Dieses war eine Sammlung von Akupunkturregeln in Liedform mit weit über hundert Versen, das die rein mechanische Ausübung der Akupunktur lehren sollte. Natürlich wird es heute kaum jemanden geben, der es beherrscht; dafür gibt es aber Symptomenverzeichnisse, die nach dem Motte »man nehme« Anweisungen enthalten, zum Nachschlagen unentbehrlich sind, aber keineswegs »die Akupunktur« darstellen. Eine seit 1954 im Schwange befindliche Form des abgekürzten Liedes des grünen Jadedrachens ist die von Leung-Tit-Sang gelehrte Akupunktur.

Während von den übrigen Punkten der 1. die Voraussetzungen für die Energieentstehung gibt, bedeuten 2.–4. echte Akupunktur. Punktiert man z. B. »die Schranken« nach der Koann-fa-Technik, so gleicht man nach chinesischer Vorstellung die durch die 5-Elemente-Lehre angedeutete Verwandlung der Dinge in- und untereinander aus. Man halte sich dann nur an die 66 antiken Punkte, ohne in derselben Sitzung zusätzliche Punkte anzurühren. Punktiert man die 8 Wundersamen Punkte (und damit im Zusammenhange die »Wundermeridiane«), so hat das etwaigen anderen Techniken *voranzugehen*. In den meisten Fällen wird man aber nach dem oben angegebenen Punkte 4 punktieren und damit meist auch auskommen.

VIII. ÜBER AKUPUNKTURPUNKT-BEZEICHNUNGEN

Die konsequenteste Bezeichnung der Punkte besteht zweifellos in der Anwendung ihrer chinesischen Namen. Wie ein Dorf oder eine Stadt nach ihrem Namen zu finden ist und durch ihn festliegt, so liegen auch die Akupunkturpunkte durch ihre chinesischen Namen fest. Da es aber auf enorme Schwierigkeiten stößt, diese Namen allgemein anzuwenden – die chinesische Sprache ist uns wesensfremd – hat man in Europa ein System entwickelt, Punkte nach dem Meridian zu benennen, auf dem sie liegen, und ihnen auf diesem Meridian eine Nummer zu geben. Das wäre eine perfekte Methode, wenn man sich über die Abkürzungen der Meridiannamen und über die Numerierung der Punkte auf diesen Meridianen einigen könnte. Das ist aber nicht durchgehend der Fall.

An Abkürzungen für Meridianbezeichnungen haben sich eingebürgert eine deutsche, eine französische, eine englische (z. Z. auch in der neueren originär chinesischen, für das Ausland übersetzten Literatur üblich), eine Bezeichnung der Meridiane durch lateinische Ziffern (z. B. in der »Akupunkturfibel« nach Busse) und auch eine lateinische Abkürzung der Meridiannamen. Letzterer ist m. E. keine große Chance zu geben, und man findet sie auch vorwiegend bei den Autoren, die in weniger gebräuchlichen Sprachen schreiben. Hier eine Aufstellung:

Abkürzungen

Meridian	deutsch	franz.	engl.	Latein	n. Busse, Akup.-Fibel
Herz	H	C	H	C	I
Dünndarm	Dü	IG	SI	IT	II
Blase	Bl	V	B	VU	III
Niere	N	R	K	R	IV
Kreislauf-Sexus	KS	MDC	P(Cx)	HC	V
Dreifacher Erwärmer	DE	TR	SC	SC	VI
Gallenblase	Gbl	VB	GB	VF	VII
Leber	Le	F	LV	H	VIII
Lunge	Lu	P	L	P	IX
Dickdarm	Di	GI	LI	IG	X
Magen	M	E	S	V	XI
Milz-Pankreas	MP	RP	SP	LP	XII
Konzeptionsgefäß (Tou-mo)	KG	VC	CV	VC	XIII
Gouverneurgefäß (Jenn-mo)	GG	VG	GV	VG	XIV

Beispiel: Der dritte Punkt des Dünndarmmeridians wird in seinem Lautwert französisch umschrieben mit Réou-Tsri, englisch mit Houshi oder Houxi und kann in gängiger Nomenklatur in Erscheinung treten als Dü 3 = IG 3 = SI 3 = IT 3 = II/3.

Mag die römische Numerierung der Meridiane auf den ersten Blick als die eleganteste Lösung aussehen und dem internationalen Brauch zu empfehlen sein, so setzt dieses doch voraus, daß man sich einigt, als ersten Meridian in der Reihenfolge des Energieflusses den Herzmeridian zu setzen. Das ist aber keinesfalls der Brauch, denn die Chinesen setzen seit der ältesten Antike den Lungenmeridian an die erste Stelle, und dieses aus gutem Grunde. So hat denn auch der verdiente Arzt und Sinologe Prof. Dr. Dr. Franz Hübotter in seinen Arbeiten schon vor Jahrzehnten eine römische Numerierung mit I = Lungenmeridian angewendet. Findet man bei z. B. den Punkt XII, 3,*) so ist das der dritte Punkt des Lebermeridians, Traé-tchrong, Taichung resp. Taichrong = Le 3 = F 3 = LV 3 = H 3 = VIII/3. Wir tun gut daran, uns an die deutsche Meridianbenennung zu halten und die gängige Numerierung der Punkte auf diesen Meridianen zu benutzen. Ich sage »die gängige Numerierung«, denn auch in der Numerierung der Punkte sind sich nicht alle Autoren einig. So findet man beispielsweise beim Nierenmeridian die Punkte 1 und 2 bei allen Autoren gleichlautend, von 3 bis 6 herrscht einige Verwirrung, und ab 7 sind sie sich wieder einig:

	Traé-tsri	Ta-Tchong	Choé-tsiuann	Tchao-raé
übliche Numerierung	N 3	N 4	N 5	N 6
bei Bachmann	N 5	N 6	N 4	N 3

Was ich oben die »übliche Numerierung« nannte, wird in allen klassischen Werken gefunden, und auch die modernen Chinesen haben sich, wie die alten, dem angeschlossen. Aber auch in der klassischen Akupunktur gab es gelegentlich leicht abweichende »Trassenführung« von Meridianen:

Die Punkte des DE-Meridians findet man üblicherweise als aber auch als	Se-tchou (Ssuchukung) De 21 DE 23	Ro-tsiao (Holiao) DE 22 DE 22	El-menn (Erhmen) DE 23 DE 21

Das Maß der Verwirrung wird durch modernere Bemühungen vollgemacht, unter Beibehaltung der chinesischen Punktnamen und Topographie Meridianen zwischen eben diesen Punkten einen ganz anderen Verlauf zu geben und damit ihre Punktnummern zu ändern. Hier die wichtigsten Angaben über die »neue Nomenklatur«, die »im Kommen« ist:

---

*) beispielsweise in seiner Arbeit über das Chia i Ching

Blasenmeridian:

Die Punkte	36	37	38	39	40	41	42	43	44	45	46	47	48
sollen jetzt heißen	41	42	43	44	45	46	47	48	49	50	51	52	53
	49	50	51	52	53	54
	54	36	37	38	39	40

Gallenblasenmeridian:

Die Punkte	7	8	9	10	11	12	13	14	15
sollen jetzt heißen:	12	7	8	9	10	11	15	14	13

Magenmeridian:

Die Punkte	1	2	3	4	5	6	7	8
sollen jetzt heißen:	8	7	6	1	2	3	4	5

An obige Angaben anschließend jeweils »alte Numerierung«.

Vorstehende kurze Angaben sollen die Komplexität des Problems um die Bezeichnung von Akupunkturpunkten aufzeigen. Sie sind keineswegs erschöpfend, können aber wohl nützlich sein, sich in der Nomenklatur alter und neuer Literatur über unser Gebiet zurechzufinden und ggf. auch das Aneinandervorbeireden zu vermeiden.

IX. KURZES SYMPTOMENVERZEICHNIS

Die in vorliegendem Büchlein aufgezeigte klassische energetische Akupunktur ist das »A und O« jeglicher seriösen Nadeltherapie. Bei richtiger Überlegung und Indikationsstellung wird sie für sich bereits zur Behandlung ausreichen, Beherrschung der Materie vorausgesetzt. Verständlicherweise besteht aber auch andererseits das Bedürfnis, durch symptomatische Akupunktur Linderung zu verschaffen, und in nicht zu alten Fällen wird sie manchmal auch allein ausreichen. Symptomenverzeichnisse, aus denen man Punkte nach Indikation wählen kann, enthalten die meisten Lehrbücher. Mit dem hier angehängten Verzeichnis in Tabellenform wird nun keineswegs der Versuch gemacht, auch nur das kleinste von ihnen zu ersetzen, sondern es soll nur eine Idee gegeben werden, wie man »es anfangen kann«. Wenn man sich nicht zu wörtlich an die aufgeführten »Diagnosen« hält, wird man für viele praktische Fälle per Analogie Nadelanweisungen entnehmen können. So wird z. B. – neben der in allen Fällen vorzuziehenden energetischen Akupunktur – für die meisten funktionellen Gallebeschwerden zutreffen, was man unter »Cholecystitis« aufgeführt findet. Wie meine vorliegende Arbeit keinesfalls ein Lehrbuch ersetzen kann, sondern nur vervollständigen resp. durchschaubar machen will, so kann und will sie auch nicht bekannten Symptomenverzeichnissen den Rang ablaufen.*)

---

*) Ohne damit eine Wertung anderer Arbeiten verbinden zu wollen, weise ich darauf hin, daß ein außerordentlich umfangreiches, nach Symptomen geordnetes Verzeichnis von Nadelanweisungen vorliegt in dem Werk von M. und H. B. Kirsch »Akupunktur als Behandlungsprogramm« (Haug Verlag).